건강 길잡이

행복한 노후를 위한 지혜

건강 길잡이

행복한 노후를 위한 지혜

초판1쇄 인쇄 2009년 12월 3일
초판1쇄 발행 2009년 12월 8일

지은이 함준수
발행인 이왕재

펴낸곳 건강과 생명(www.healthlife.co.kr)
주   소 110-744 서울시 종로구 연건동 67번지 1층
전   화 02-3673-3421~2 팩   스 02-3673-3423
이메일 healthlife@healthlife.co.kr
등   록 제 300-2008-58호

총   판 예영커뮤니케이션
전   화 02-766-7912 팩   스 02-766-8934

정   가 9,000원

ⓒ건강과 생명 2009
ISBN 978-89-86767-29-2 03510

함준수 박사의
건강 길잡이
행복한 노후를 위한 지혜

함준수 지음

한국의학원

'모르는 게 약이고 아는 게 병이다' 라는 말이 있다. 물론 섣불리 알고서 지나치게 걱정을 하여 도리어 병이 되는 면이 없지 않아 있지만 그러나 무조건 '모르는 게 약이다' 며 지내면 큰 코를 다치는 수가 있다.

나는 20년 넘게 당뇨를 앓고 있다. 시중에는 당뇨에 좋다는 민간요법과 약이 얼마나 많은지 모른다. 나를 염려해 주시는 분들로부터 그와 같은 요법을 소개 받기도 하고 또 약을 선물로 받기도 하지만 나는 원칙적으로 그것을 먹지도 않고 따르지도 않는다. 20년 넘게 당뇨를 앓고 있는 사람으로서는 제법 건강을 잘 유지하고 있다고 할 수 있는데 나름 이유가 있다면 내가 거의 절대적으로 지키고 있는 원칙 때문이다. 그 원칙은 '약은 약사에게 진료는 의사에게' 이다.

'모르는 게 약이고 아는 게 병' 이라는 말과 함께 위험한 말이 또 하나 있다. 그것은 '내 병은 내가 안다' 라는 말이다. 나는 절대로 그렇게 생각하지 않는다. '내 병은 의사가 안다' 는 생각을 가지고 의사도 오진할 수 있지만 전문의에 대한 기본적인 신뢰를 가지고 의사의 처방과 조언을 귀담아 듣는다.

함께 같은 교회를 섬기고 있는 함준수 장로님께서 이번에 〈건강

길잡이 : 행복한 노후를 위한 지혜〉라는 책을 출판하시게 되었다. 장
로님은 한양대학병원 구리병원의 원장을 역임하신 실력 있는 의사이
시다. 그리고 사람과 환자들에 대한 깊은 애정을 가지고 있는 이 시
대의 진정한 의사이시다. 〈행복한 노후를 위한 지혜〉는 저자의 실력
과 사람에 대한 애정이 함께 녹아 있는 정말 좋은 책으로 많은 사람
들이 이 책을 읽게 된다면 우리나라의 평균 수명과 건강 수명이 최소
한 몇 년은 높아질 것이라는 생각이 들었다.

　노인들의 건강을 위하여 집필하신 책이지만 비단 노인뿐만 아니라
모든 사람이 읽고 공부해 두면 도움이 될 책이라고 생각된다. 이 책
이 많은 사람들에게 읽혀지고 집집마다 비치되어 많은 분들이 건강
하게 자신의 삶을 유지하게 되시기를 기대하며 추천한다.

2009년 11월
높은뜻 교회 연합 김동호 목사

서문

    회갑이라는 단어가 아직도 익숙지 않아 마치 맞지 않는 옷을 입은 것과 같은 어색함 속에서 지난 1년여 동안 이 자료들을 준비하고 정리하였다. 나름대로 한 번쯤은 꼭 일반인들과 나누고 싶었던 내용이었기에 바쁜 시간을 쪼개며 기쁜 마음으로 작업을 할 수 있었고, 연구실에 늦도록 앉아 책자를 만들며 의료인으로서의 자신을 돌아볼 수 있는 귀한 기회도 주어졌음을 하나님께 감사한다. 돌이켜보면 한 사람의 의료인으로 대학병원에 몸을 담고 그동안 많은 환자와 더불어 살아왔고 부끄럽지만 의학도들의 교육에 헌신하며 어느덧 60을 넘긴 초로의 지점에 와 있음을 부인할 수 없다. 이제는 살아온 날보다 내 자신의 죽음까지도 생각하며 살아야할 년 수가 더 가까워졌음을 깨닫고 있다. 청년시절에는 의사로서 병들고 아픈 환자를 치료해 주는 것으로 의무와 보람을 느낀 적이 있다. 그리고 때때로 나의 치료와 돌봄에 상관없이 죽어가는 환자를 바라보며 자신의 능력의 부족함으로 한 사람의 생명을 잃을 수 있다는 엄청난 두려움으로 인해 직업에 대한 위기와 두려움을 체험한 적도 있었던 것을 기억하고 있다. 그러나 이제 우리 모두는 나이와 상관없이 남은 날들을 알지 못한다는 것을 깨달으며 나 또한 아쉬움보다는 기쁨으로 떠날 때를 조금씩 준비하여야 할 때가 되었기에 이제는 제자들에게도 환자를 치료한다는 의식보다는 마지막까지 정신적인 돌봄을 줄 수 있는 데 최선을 다할 것을 당부하곤 한다.

노인이 되면 어쩔 수 없이 건강이 약해지고 힘이 소실되며 용기가 감소하게 되어 많은 노인들이 바른 지식이 없이 세월을 낭비하고 건강을 잃기도 함은 당연한 현상이다. 그러나 스스로 건강을 유지하고 질병을 예방하여 자기의 천수를 다할 수 있도록 식습관과 규칙적인 생활 그리고 운동 등 우리의 생활방식을 조절할 수 있어야 할 것이다. 또한 이 세상은 더불어 사는 사회임을 기억하며 자기 연민에 빠지는 어리석음 보다는 다른 사람들과의 관계를 위해 자신의 시간을 사용함이 또한 노년의 삶을 행복하게 하는 중요한 요소가 될 수 있다.

그동안 한 사람의 신앙인으로서 나에게 부여된 것으로 남을 섬길 수 있었던 것 또한 귀한 감사의 조건이다. 특히 부족하지만 지금도 계속하고 있는 독거노인들, 쪽방, 노숙자, 외국근로자들을 위한 진료와 매해 나가고 있는 단기 해외의료선교는 내 자신을 지금껏 겸손할 수 있도록 지탱하게 해주는 지렛대의 역할을 해주었다. 특별히 요즈음 들어 점점 노인에 대한 관심이 많아지고 호스피스와 시니어 교육에도 의학상식 및 질병예방에 대한 교육은 꼭 필요한 요소이기에 많이 참여하고 있다. 이 책에 구성된 자료들 또한 그동안 곳곳을 강의하며 다루었던 내용들을 중심으로 기술한 것이다. 책을 펴내면서 한 가지 바람이 있다면 자신의 노화와 더불어 찾아오는 질환에 대해 미리 준비하는 작은 노력으로 훌륭하게 지음 받은 우리 몸을 건강하게 유지하고 노년을 맞이하기를 간절히 기원한다.

끝으로 잠언 18장 14절의 "사람의 심령은 그 병을 능히 이기려니와 심령이 상하면 그것을 누가 일으키겠느냐"는 말씀은 늘 즐겨 암송하는 성경 말씀 중 하나로 이를 전하고 싶다.

언제나 함께 하여주고 신실한 격려와 지지를 보내주는 아내 혜영과 책 표지를 디자인해주고 기도로 후원해 준 두 딸 승연, 승희에게 감사의 마음을 전한다.

목차

■ 추천의 글 ················· 4
■ 서문 ·················· 7

1장 수명과 건강 ················· 17

    1. 수명 ··········· 17
    2. 건강 수명 ············ 18
    3. 행복지수 ············ 20
    4. 건강의 정의 ············ 21

2장 노인이란? ················ 25

3장 건강하게 오래 살 수 있나? ··········· 31

    1. 성인병 ············ 31
    2. 장수 ············ 35

4장 연령증가와 질병 ··············· 43

    1. 눈의 변화와 안질환 ········· 43

        ㄱ. 눈의 변화

        ㄴ. 노인층에 흔한 안질환

        ㄷ. 눈의 보호

2. 귀의 변화 및 귀질환 ········ 49

3. 피부 및 피부질환 ············ 52

ㄱ. 피부 소양증

ㄴ. 피부 건조증

ㄷ. 신경성 피부염

ㄹ. 검버섯

ㅁ. 양성 종양

ㅂ. 피부암

4. 노인의 관절과 관절질환 ··· 55

ㄱ. 관절염

ㄴ. 골다공증

5. 노인에 흔한 호흡기질환 ··· 66

ㄱ. 감기

ㄴ. 폐렴

ㄷ. 천식

ㄹ. 만성폐쇄성폐질환

ㅁ. 폐암

6. 노인 소화기질환 ·············· 74

ㄱ. 구강질환

ㄴ. 식도질환

ㄷ. 위질환

ㄹ. 소장질환

ㅁ. 대장질환

ㅂ. 간질환

ㅅ. 췌장질환

ㅇ. 담낭 및 담도질환

ㅈ. 노인 소화기질환 예방

7. 심혈관질환 ····················· 89

ㄱ. 고혈압

ㄴ. 동맥경화

ㄷ. 협심증과 심근경색증

8. 고지혈증 ····················· 103

9. 당뇨병 ························· 108

10. 노인 뇌질환 ················ 112

ㄱ. 뇌졸중

ㄴ. 치매

11. 노인의 배뇨장애 ·········· 120

ㄱ. 요실금

ㄴ. 과민성 방광 증후군

ㄷ. 전립선비대증

12. 성 기능장애 ·················· 126

13. 암 ····························· 128

5장 어떻게 건강을 관리하나 ··················· 135

1. 건강관리 ······················ 135

2. 운 동 ························· 137

3. 건강한 노후를 위한 영양관리·139

ㄱ. 구강위생

ㄴ. 식이 및 영양

ㄷ. 비타민

4. 정신건강 ······················ 146

5. 수 면 ························· 149

6. 활성산소 ······················ 153

7. 죽음을 생각하며 ··········· 156

8. 맺는 말 ······················ 159

1장 수명과건강 ······

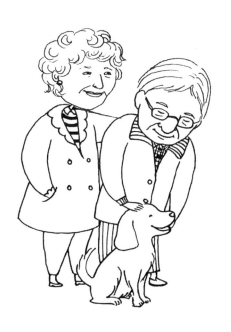

1. 수명과 건강

1. 수 명(Life span)

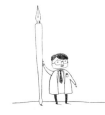

우리 인간은 얼마나 오래 살 수 있을까? 수명이
란 한 개체가 태어나서 죽을 때까지의 기간을
말하는 것으로 생물은 하루살이 곤충으로부터
170년 이상 생존하는 거북이에 이르기까지 다
양하다. 인간 수명에 대한 미국 아이다호 대학의 동물학자인 스티븐
오스태드 교수(Steven Austad, 150세)와 시카고 대학의 전염병학자인 제
이 올쉔스키 교수(J Olshansky, 130세)의 논쟁은 유명한 화젯거리 중 하
나이다. 역사상 가장 장수를 누린 사람은 여자로는 프랑스의 잔느 칼
멩(123세), 남자로는 일본의 이즈미(121세)로 알려져 있으나, 비공식

보도에 의하면 생존하는 세계최고령자는 러시아 다게스탄공화국에 살고 있는 131세의 지드얀 할머니라고 한다.

일반적으로 인간의 수명은 대략 120세까지라고 보는 견해가 많다. 기독교적으로도 성경에 인간의 수명이 120세가 될 것이라는 말씀이 있다(여호와께서 가라사대 나의 신이 영원히 사람과 함께 하지 아니하리니 이는 그들이 육체가 됨이라 그러나 그들의 날은 일백 이십년이 되리라 하시니라 : 창세기 6:3). 동의보감에도 인간의 수명이 118년이라고 표시되어 있다(인자물지영야수본 사만삼천이백여일 人者物之靈也壽本 四萬三天二百餘日). 실제로 인간 머리카락의 수명이 5년 정도이고 평생 25회의 머리카락이 새롭게 나온다는 점을 미루어 보면 우리도 120년 정도의 수명이 가능할 것으로 기대된다.

2. 건강 수명(Disability adjusted life expectancy)

최근에는 의학의 발전과 더불어 사회복지제도가 제 역할을 감당하게 됨에 따라 우리의 평균 수명이 많이 늘어 우리 국민의 평균 수명이 78.6세(남자 75.1세, 여자 81.9세)라고 한다(세계보건통계 2007). 이와 같은 수명은 지난 28년 동안 13.6세나 증가된 것으로 이는 세계 1위인 일본의 82.5세보다는 낮으나 미국의 78세와 같은 수준이며 북한의 66세에 비해서는 12년 이상이나 차이가 있는 것이다. 한편 세계 최하위 국가로는 시에나레온(39세), 스워지랜드(37세), 짐바브웨(36세) 등을 들 수 있다. 이와 같이 우리의 수명은 급속도로 증가되고 있으나 아직 우리의 건강 수명은 그다지 높지 않다(67.8세 : 남자 64.8세, 여자 70.8세, 한국보건사회연구원). 이는 세계 1위인 일본(74.5세)에 비해 7세 정도나 낮으며, 호주(73.2세), 프랑스(73.1세) 그리고 스웨덴(73세) 등에 비해 아직도 많은 차이가 있다(2005년 경제협력개발기구 OECD). 우리나라 건강 수명은 OECD 16개국 중 14위로, 멕시코(65.4세)와 터키(62세)만이 우리보다 낮은 것으로 분석되었다. 건강 수명이란 평균 수명에 일상생활 관리능력이나 통증불편, 보행능력, 불안, 우울 등의 요소들을 종합, 실제로 건강하게 산 기간만을 말한다. 다시 말하면 우리 국민의 대다수가 67세를 기점으로 건강이 약화되어 평균 수명 78.6세 중 10년 정도는 각종 질환이나 장애 등으로 제대로 된 삶을 살지 못한다는 것을 의미한다. 실제 해마다 만성 질환을 앓는 사람이 증가되고 있으며 40대부터 암에 대한 위험도가 높아지기 시작하여 5-60대가 되면 암이 주 사망 원인이 되고 심혈관질환도 50대부터 높아지기 시작하여 70대에 최고가 된다고 한다(한국인의 질병부담보고서, 2005). 즉 한국인의 건강 수명에 영향을 미치는 질환으로 암, 뇌졸중, 협심증 및 심근경색, 당뇨, 고혈압 순으로 조사되었으며 암을 예방하면 건강 수명이 3세 정도는 늘어날 수 있고 뇌졸중을 예방하면 1년 정도 건강 수명이 길어질 수 있을 것으로 생각된다.

표 1. 한국인의 건강을 위협하는 대표 질병 순위

	40대	50대	60대	70대
1위	위궤양, 간경화	암	암	뇌졸중, 심근경색
2위	암	심근경색, 뇌졸중	뇌졸중, 심근경색	암
3위	당뇨	당뇨	당뇨	만성폐쇄성 폐질환
4위	심근경색, 뇌졸중	간경화, 위궤양	만성폐쇄성 폐질환, 천식	당뇨
5위	우울증	근골격계 질환	근골격계 질환	우울증

3. 행복지수(Happy Planet Index)

영국의 New economics foundation이 2006년 전 세계 178개국을 대상으로 행복지수(Happy Planet Index, Happiness Quotient : HPI)를 측정하여 발표한 바 있다.

$$HPI(행복지수) = \frac{Life\ satisfaction(삶의\ 만족도) \times Life\ expectancy(기대수명)}{Ecological\ Footprint(생태발자국)}$$

이들의 보고에 의하면 우리나라의 행복지수는 178개국 중 102등에 불과하다고 한다. 이 조사에 의하면 국내총생산(GDP, Gross Domestic Product)이 전 세계 233개국 중 207위에 불과하며 인구 20만의 남태평양의 작은 섬나라 바누아투(Republic of Vanuatu)가 행복지수가 가장 높게 나타났고 10위내에 중앙아메리카의 작은 국가들이 차지하고 있는 것을 보면 삶의 질은 경제적인 소비수준에 있는 것이 아니라 삶에 대한 긍정적인 태도가 행복의 요인임을 보여주고 있다. 즉 인간의 행복은 단지 물질과 건강 등의 기본적인 생존조건뿐 아니라 인생관이나 적응력 등의 개인적 특성 그리고 자존심이나 자신에 대한 기대치 등과 분명한 상관관계가 있음을 알 수 있다.

4. 건강의 정의(Health, definition)

건강하다는 것은 단순히 질병이나 장애가 없는 상태가 아닌 완전한 평안상태를 말하는 것으로서, 세계보건기구(World Health Organization, WHO)에서는 신체적 건강뿐 아니라 정신적 그리고 사회적으로 건강한 것을 건강하다고 정의해 왔으나, 1998년 건강의 정의를 좀 더 확대하여 영적 건강을 포함시켰다. 이는 육체적으로, 정신적으로, 사회적으로 건강할 뿐만 아니라 영적으로도 건강해야 진짜 건강한 것이라는 뜻이다. 쉬운 예를 들면 어떠한 경우에도 화를 내는 사람이 화를 받는 사람보다 해로운데 이는 마치 링위에서의 권투선수에게 정면으로 한 펀치 맞은 것과 같은 건강의 손상이 오는 것이다.

실제 우리 몸은 어떠한 상황에서도 스스로 보호하려는 노력을 계속하고 있다. 다시 말하면 늘 자기 스스로 항상성(homeostasis)과 평형(equilibrium)을 유지하려고 하며 이와 같은 정상적인 생리기능이 가능한 상태를 건강하다고 할 수 있는 것이다. 그러므로 건강치 못하다는 것은 신체적 측면으로는 건강 상태로부터의 이탈을 의미하나 정신적 측면으로는 마음이 건강치 못한 상태, 사회적 측면에서 보면 불의나 불신 그리고 부조화 등으로 인한 문제를 가진 것을 의미하며 영적 측면에서는 진리와 정의 그리고 사랑이 결핍된 것을 의미한다고 할 수 있다. 즉 병원론(論)으로 살펴보면 신체적 결함이나 손상뿐 아니라 사회적으로 타인에 대한 관심과 배려 또는 정직성이 결여되어 사회의 적응력이 떨어지고 육체적으로 과식, 과음, 과로하며 영적으로는 자신과 이웃을 향한 사랑의 결핍으로 인해 고뇌가 생기고 결국 죽음에 이르게 되는 것이다. 그러므로 질병치유의 3대 요소는 의료인뿐 아니라 환자 자신 그리고 영성이라고 할 수 있으며 치유는 몸 안의 생명력이나 환자의 의지 등의 자연치유와 믿음 등의 초자연치유로 구분할 수 있다. 또한 질병의 치유 요소 중 가장 중요한 것은 사랑이며 사랑할 때 면역체계가 힘을 얻고 내분비계의 각종 호르몬의 도움으로 생명력과 치유력이 높아지고 치유의 기적도 일어날 수 있다고 본다.

결국 과식, 과음, 과로를 피함으로 육체를 지키고 내가 속한 사회를 정의롭게 지키기 위한 정직성의 회복과 이웃을 향한 작은 관심과 돌봄을 통한 작은 사랑의 행위들이 우리의 삶을 육체적, 정신적, 사회적, 영적으로 건강하게 하는 비결이라고 생각된다.

2장 노인이란? ······

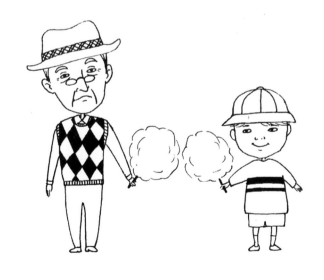

Live Better, Live Longer

2. 노인이란?

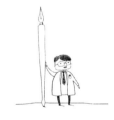

모든 인간은 성장과 성숙 그리고 노화의 세 가지 단계를 거치게 되며, 노화는 개인에 따라 차이가 있으나 생물학적, 심리적, 사회적 노화의 영역을 포함하고 있다. 노화에 따른 신체적 변화에 대해서는 유전적 결과로 보는 예정설(programmed theory)과 무작위적인 사건으로 보는 소모설(wear and tear theory)의 두 가지 학설이 있다. 일반적으로 65세 이상을 노인으로 칭하곤 하나, 노인은 단순히 연령만을 기준으로 하여 정의할 수 있는 것은 아니다. 국제노년학회에 따르면 노인은 '생리적 및 신체적 기능의 퇴화와 더불어 심리적인 변화가 일어나서 개인의 자기 유지기능과 사회적 역할기능이 약화되고 있는 사람'으로 정의하고 있다. 노인의 신체적 기능의 퇴화는 세포의 감소와 골격 및 수의근의 약화와 더불어 피부 및 지방조직과 골격계뿐 아니라 심장, 폐, 소화기관 그리고 신장 등 모든 기관의 기능적 변화가 나타나게 된다. 이로 인해 노인에게는 고혈압, 동맥경화증, 심장병, 위장질환 그리고 당뇨병 또는 신장병 등의 만성질환의 상병률이 증가하게 되는 것이다.

미국 남가주대학의 Bernard L Strehler 교수는 노화의 정의를 첫째 누구에게나 예외 없이 초래되는 현상이며, 둘째 지속적으로 진행하는 변화이고, 셋째 생명체 고유의 변화이며, 넷째 대부분 기능저하를 동반하는 현상으로 정의하였다. Richard A. Posner 교수는 노화과정의 적응도에 따른 성격적 유형을 다섯 가지로 구분하고 있다. 비교적 어려움 없이 노년기에 접어들고 늙어가는 자기 자신을 현실 그대로 받아들이며 일상적인 활동이나 대인관계에 대해 만족을 느끼는 성숙형, 일생 지녔던 무거운 책임을 벗어던지고 복잡한 대인관계와 사회활동에서 해방되어 조용히 지내게 된 것을 다행스럽게 여기는 은둔형, 늙어가는데 대한 불안을 방어하고 신체의 변화를 막기 위해 사회적 활동 및 기능을 계속하여 유지하려고 노력하는 무장형, 인생의 목표를 채 달성하지 못하고 늙어버린데 대해 비통해 하며 실패의 원인을 자기 자신이 아니라 시대와 환경탓으로 돌리며 자신이 늙어가는 것에 타협하지 않으려고 안간힘을 쓰는 분노형, 그리고 분노형과는 달리 자신을 탓하며 비관하여 우울증에 빠지고 자살을 기도하기도 하는 자학형으로 구분하고 있다. 이러한 적응형태들은 노년기에 갑자기 나타난 것이 아니라 어쩌면 일생을 통한 성격형성과정의 결과라고도 할 수 있어 어쩌면 우리가 선택할 수 있을지도 모른다.

우리 인간은 동물과는 달리 오래전부터 어떻게 하면 노화과정을 늦추고 죽음을 회피할까 노력을 해 왔다. 그 결과 많은 의학연구진들에 의하여 노화의 과정이 설명되어졌고 그에 따른 질환의 예방 및 치료가 연구되어 왔다. 노화에 관한 초기 연구자들은 노년기를 단순히 의존, 질병, 무능력 및 우울의 시기로 생각하여 노화의 부정적인 측면만을 주로 연구하였으나, 최근 높은 교육수준과 경제력을 가진 노인의 증가와 더불어 성공적인 노화의 개념이 소개되게 되었다. 성공적인 노화의 3가지 조건은 첫째 질병과 장애를 피해가고, 둘째 정신적 기능과 신체적 기능을 높이 유지하며, 셋째 적극적으로 인생에 참여하는 것이다. 특히 노년이 되면 두뇌의 능력이 저하된다는 통념이 최근에 와서 노인의 두뇌가 오히려 젊은이의 두뇌보다 더 현명할 수 있다는 이론으로 변화되고 있다(New York Times, 2008년 5월). 즉 젊을 때에는 지능이 유동성으로 추리, 연산, 기억 및 도형지각능력 등 경험과 무관한 지능이 발달되어 있으나, 노인은 어휘, 상식, 이해, 판단 등 교육, 경험 그리고 훈련 등에 의해 발달되는 결정형 지능을 갖게 되어 오히려 사회생활과 일상적인 중요한 결정에 필요한 판단력의 기초가 되는 지능이 활성화 될 수 있다는 것이다. 그러므로 나이가 들면서 더욱 지적건강의 즐거움을 누릴 수 있음을 알아야 한다.

몇 년 전 개최되었던 국제 백세인 심포지엄에서 장수의 요인에 대한 여러 나라 학자의 토의가 있었다. 유전적인 특성, 사회 환경, 개인의 성격, 식생활, 이웃과의 관계 등 지역별로 매우 상이한 주장들을 하였다. 일반적으로 여성의 장수률이 높았으나 특이한 사실은 우리나라가 현저하게 높다는 사실이 주목을 받았다. 그 이유는 우리의 남성우월주의 탓이라 생각되는데, 남자들이 은퇴 후 남은 여생을 무위도식하며 살기 때문이라는 것이다. 이중 신선한 지적은 스웨덴의 백세인 연구자(은퇴한 노인)인 하그 버그박사의 '자기 자신을 신뢰하여야 한다' 는 것이 장수에 가장 중요한 요인임을 밝힌 것이다. 한편 미국 캘리포니아의 브레슬로박사는 장수를 위해서는 충분한 수면과 적절한 체중유지, 금연, 금주, 주 3회 이상의 유산소 운동이 중요하며 아침식사를 거르지 않고 간식을 하지 말아야 한다고 권하고 있다.

최근 우리 매스컴에서도 노인 건강이나 장수에 대한 화제가 심심치 않게 떠오르곤 한다. 어느덧 우리 사회도 노인 인구가 급증하면서 노인의 건강과 고령화에 대한 인식과 대책마련이 필요한 때가 된 것 같다. 우리는 10월 2일을 노인의 날로 지정하고 있지만 우리 주변에 독거노인의 인구는 점점 늘어 가고 있을 뿐 아니라 저소득층이 아닌 경우에도 소일거리 없이 방황하며 소외감을 가지고 있는 노인이 늘고 있어 우리의 관심이 특별히 필요한 때인 것 같다.

3장 건강하게 오래 살 수 있나? .....

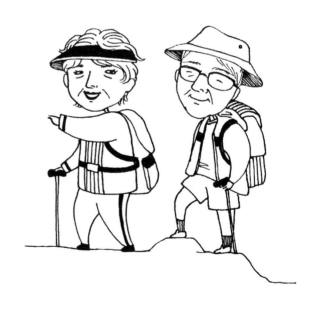

3. 건강하게 오래 살 수 있나?

1. 성인병(생활습관병, Lifestyle disease)

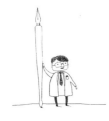 현대문명의 발달과 더불어 우리의 생활수준이
향상됨에 따라 한국인의 평균 수명도 점차 증
가되고 있는 추세이다. 통계청의 지난 1999년
조사에 따르면 우리 국민의 평균 수명은 78.5
세로서(남자 75세, 여자 82세) 이는 1960년대에 비하여 무려 수명이 20
년이나 늘었고 65세 이상의 노인 인구도 4배가량 증가된 것이다(세계
보건통계 2007). 이는 세계 1위인 일본의 82.5세보다는 낮으나 미국의
78세와 같은 수준이며 북한의 66세에 비해서는 12년 이상이나 차이
가 있는 것이다. 이에 따라 질병의 양상도 크게 변화되어 과거에 흔

히 발생하였던 감염성 질환은 급속히 감소되었으며 소위 문화병이라고 생각되는 성인병의 유병률과 이로 인한 사망률은 점점 높아져 40대 이상의 중·노년층의 성인병 환자가 전체 병원입원환자의 약 45%를 차지할 정도이다. 사람은 나이를 먹으면 노화하기 마련이고 신체기관의 각 기능이 원활하지 못하며 주위 환경의 변화에도 따라갈 수 없게 된다. 이처럼 성인병이란 이와 같이 성년기 이후에 노화와 함께 점차 많이 발생하는 비전염성의 만성 퇴행성질환을 일컫는다. 일반적으로 질병자체가 영구적이거나, 불가역적 병적 변화를 가지는 질병, 후유증으로 불구나 무능력상태를 수반하는 질환, 재활에 특수한 훈련을 요하는 질병, 장기간에 걸쳐 지도, 관찰 및 전문적인 관리를 요하는 질환 중 한 가지라도 해당되면 성인병이라고 정의할 수 있다. 40대에 흔한 질환으로는 간질환, 만성폐쇄성폐질환, 뇌졸중을 들 수 있으며, 50대에는 뇌졸중, 당뇨, 협심증, 그리고 60대 이후에는 뇌졸중, 심부전증 및 각종 암이 우리를 위협한다. 이러한 질환들이 첫째 체질(유전적 소인)과 관계있고 환경(비만, 스트레스)의 지배를 받으며, 둘째 알지 못하는 사이(자각증상 없이)에 서서히 발생하고, 셋째 빨리 발견하여 치료하면 그 피해를 최소화할 수 있을 뿐 아니라 예방도 가능하기 때문에 성인병 용어는 더 이상 쓰지 않고 '생활습관병'이라고 부른다.

　최근의 10대 사망원인은 그 순위에 다소 차이가 있으나 우리나라와 서구와 큰 차이가 없으며 역시 생활습관병이 주종을 이루고 있고, 현재 우리나라의 성인 사망 원인 중 가장 많은 병이 암, 뇌혈관질환, 심장질환으로 이는 서구의 3대 사인과 같다. 이들 중 악성신생물인 암은 그 특성으로 보아 별도로 생각해 보면 대체로 고혈압, 동맥경화증, 당뇨병 등이 성인병의 원인적인 핵심 질환이며 서로 밀접한 관계를 가지고 있다. 즉 고혈압이 오래 지속되면 필연적으로 동맥경화증이 발생되고 동맥경화증이 있으면 당뇨병이 잘 발병되는데, 사실 당뇨병의 합병증 중 가장 심각한 것이 동맥경화증이기도 하다. 이들 질병은 이처럼 순환기계통의 근원적인 질환으로서 온갖 질병을 유발시킨다. 따라서 이러한 질환을 잘 이해하고 이들의 치료 및 예방 등에 노력하는 것이 생활습관병을 예방하는 길이다.

한편 우리의 수명은 급속도로 증가되고 있으나 아직 우리의 건강수명은 64세로 그다지 높지 않다. 이는 세계 1위인 일본(74.5세)에 비해 10세 이상이 낮으며, 호주(73.2세), 프랑스(73.1세) 그리고 스웨덴(73세)등에 비해도 아직 많은 차이가 있다. 다시 말하면 우리는 64세 정도 되면 어딘가 아프다는 뜻으로 실제 해마다 만성 질환을 앓는 사람이 증가되고 있으며 40대부터 암에 대한 위험도가 높아지기 시작하여 5-60대가 되면 암이 주 사망원인이 되고 심혈관질환도 50대부터 높아지기 시작하여 70대에 최고가 된다고 한다(한국인의 질병부담보고서, 2005).

그러므로 우리가 건강하게 노년을 맞이하기 위해서는 이와 같은 생활습관병의 예방을 위한 노력이 필요하다. 예방을 위해 가장 중요한 것이 식생활의 개선으로서 생활습관병의 증가는 단순히 늘어난 노인 인구의 비율 때문만이 아니라 경제성장에 따른 소득수준의 향상과 서구식 식사양식의 무절제한 도입, 기계화되고 자동화된 근대 생활과 식생활의 풍요로움, 여기에 따르는 영양에 대한 그릇된 지식 등이 우리의 식사내용을 변화시킨데 기인하였다고 볼 수 있다. 그러므로 식품과 영양에 대한 올바른 지식의 습득과 그 지식을 식생활에 반영하여 식생활을 개선하는 것이 중요하다고 하겠다. 즉 과식과 편식을 하지 말고 규칙적인 식사를 하며 필요 이상의 식염과 당분을 피하고 지방섭취를 적절히 하고(총열량의 20-25%, 동물성지방은 30%이하로) 너무 뜨거운 음식은 피하는 것이 중요하다. 또한 흡연 및 음주는 적절히 제한해야 한다. 오래전부터 전해 내려오는 건강 오정법(五正法)이 있는데 정식(正食: 바른 식사), 정동(正動: 바른 운동), 정면(正眠: 바른 수면), 정식(正息: 바른 호흡), 정심(正心: 바른 마음)을 일컫는다. 특히 현대인에 있어서 문제가 되는 것은 복잡해진 사회 때문에 발생하는 정신적인 스트레스이다. 이 스트레스가 병을 유발하는 원인이라 해도 지나치지 않다. 이러한 스트레스의 해소법으로 추천되고 있는 것은 규칙적인 운동을 하고 근육이완법을 훈련하며(복식호흡 등) 부정적인 사고를 피하고 정서적인 안정을 취하는 것 등이다.

결론적으로 생활습관병(성인병)의 중요성을 인식해야 할 것이며 그 예방을 위해서는 과식, 폭음, 폭식 등의 무절제한 식생활을 피하고 적절한 운동과 적당한 휴식으로 스트레스를 푸는 것이 중요하다. 잘못된 생활습관이 늘 생활습관병의 원인이 된다는 사실을 염두에 두어야 할 것이다.

표 2. 보건복지부와 성인병예방협회에서 정한 성인병예방 10대 수칙

1) 여러 가지 자연식품을 골고루 섭취하고 짜게 먹지 않는다.

2) 당질과 지방질을 알맞게, 채소와 해조류를 넉넉히 섭취한다.

3) 콩, 두부 등 양질의 단백질을 충분히 섭취하고 저지방유를 마신다.

4) 규칙적으로 운동하고 충분한 수면을 취한다.

5) 알맞은 체중과 체형을 유지한다.

6) 담배를 끊고 술을 삼간다.

7) 스트레스를 피하고 남을 도우며 즐거운 마음으로 살도록 노력한다.

8) 과학적으로 입증되지 않은 민간약이나 보조식품을 먹지 않는다.

9) 매사를 긍정적으로 생각하고 자기 일에 충실한다.

10) 정기 검진으로 성인병을 조기에 발견해 관리한다.

2. 장 수(Longevity)

전 세계적으로 많은 학자들이 장수인자를 밝히기 위한 많은 노력을 하고 있으며 특히 유전적 요인을 밝히기 위한 유전자연구와 생활 패턴 및 성격을 비롯한 개인적 특성 등에 대해 많은 연구가 진행되고 있으나 아직도 장수에 대한 만족스러운 설명이 어렵다. 학자들은 장수를 위해서는 유전적 요인, 환경적 요인 그리고 섭생(음식, 일, 사람

관계)이 중요하다고 보고하고 있다. 우리도 고령화 사회에 진입하면서 백세인(百歲人, centenarian)의 수가 급격히 늘어 인구 10만명당 4.7인(전 세계 평균 10만명당 1인)이 백세인에 해당된다고 한다(2000년 인구통계). 일반적으로 장수하는 사람들은 낙천가로서 항상 몸을 움직이며 과식하지 않으며 생선과 과일을 즐기고 물과 차를 즐기는 반면 술은 적게 마시는 특징이 있다. 일본 노인들에서 전해지는 오래된 건강법에 일무 이소 삼다법이 있는데 일무는 담배를 피우지 않는 것이며 이소는 밥과 술을 적게 취하는 것이고 삼다(三多)는 다면(多眠 : 7시간 이상 수면), 다동(多動 : 운동을 많이 함), 다접(多接 : 사람을 많이 만남)이다. 미국 뉴잉글랜드 백세인연구팀에서 조사한 백세인의 특징은 유머감각이 뛰어나 잘 웃고 다투는 일이 드물며 힘든 상황에서도 스트레스를 잘 조절하고, 가족, 친지 등 주변 사람들과 우호적인 관계를 맺고 있으며, 긍정적으로 나쁜 일은 쉽게 잊어버리고, 정상 체중을 유지하며, 종교생활을 하고, 은퇴 후에도 일이나 취미생활을 통해 꾸준히 사회의 일원으로 활동한다는 것이다. 한편 장수촌에도 특징이 있는데 사계절이 뚜렷하고 연중 기후가 선선한 환경 즉 지나치게 따뜻하지 않고 춥지도 않아 에너지 소실이 많지 않은 지역이다. 장수촌은 고산지대나 열대 지방에는 분포되어 있지 않고 우리 산천이 장수지역에 합당하다고 생각된다. 장수의 가장 큰 비중은 음식으로서 주식(잡곡밥이나 흰 쌀밥)을 중요시 여겨야 하며, 생야채보다 데친 나물이나 야채가 좋고 과일과 채소를 많이 섭취하는 것이 좋고 견과류, 녹차, 발효 식품(김치, 간장, 된장, 고추장 등)이 좋다. 피해야 할 음식은 기름진 음식(고기, 닭 껍질, 버터, 치즈, 크림), 단과자 등 인스턴트 식품, 방부제, 색소, 조미료 등 화학물질, 과음, 흡연 등 이다. 지방은 총 칼로리의 30%로 제한하되 포화지방산을 10%미만으로 식단을 꾸미며 육류를 줄이고 생선이나 담백한 단백류(두부, 우유)로 대체하며 곡류, 감자와 함께 과일, 야채를 많이 섭취하고 녹차나 홍차를 하루에 750-1000ml 섭취하는 것을 권한다. 소금(염분)은 적어도 10g 이하로 낮추는 것이 좋고 곡물, 과일, 채소 등도 가공 처리 때 사용되는 방부제나 착색제가 암을 유발할 수 있어 가능한 음식을 자연적으로 섭취하도록 해야 한다. 우리 조상들은 전통적으로 삼백(三白 : 소금, 설탕, 흰쌀) 또는 사백(四白 : 소금, 설탕, 흰쌀, 흰색 인공조미료)이라고 해서 몸에 나쁜 음식을 주의해 왔다. 한편 흡연의 나쁜 점은 아무리 강조해도 지나치지 않은데 과도한 흡연은 대부분의 상기도암, 폐암, 위장관암 이외에도 심장질환, 각종 폐질환, 방광-요로질환, 생식기질환을 일으킬 수 있다(남성 : 비흡연에 비해 폐암 가능성 2.5배 - 3.4배, 여성 : 비흡연에 비해 2배 - 10.8배). 또한 심한 음주는 인후암, 구강암, 간암 등을 유발할 수 있는데 특히 알콜성분의 농도가 짙을수록 관계가 깊고 천연 양조주는 점막을 자극하여 지속적인 염증을 일으킬 수 있다. 최근 뉴질랜드 대학의 연구결과에 의하면 원주민인 마오리족에 대장암 발생이 적은 원인이 고구마(비타민 B1, B2, C, E)로 밝혀졌으며, 미국 뉴저지 대학과 미국 국립암연구소(National Cancer Institute, NCI) 연구에 의하면 고구마, 호박, 당근을 하루 한 컵 분량을 섭취하면 대장암뿐만 아니라 폐암도 예방된다고 한다(베타카로틴, 글루타치온 등의 효과). 일반적으

표 3. 장수음식 공통점

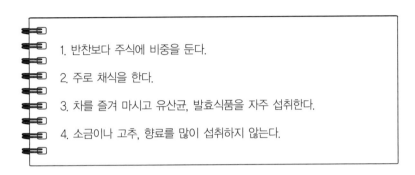

1. 반찬보다 주식에 비중을 둔다.

2. 주로 채식을 한다.

3. 차를 즐겨 마시고 유산균, 발효식품을 자주 섭취한다.

4. 소금이나 고추, 향료를 많이 섭취하지 않는다.

표 4. 더 오래 살려면(미 캘리포니아 주립대학 예방의학 Breslow 박사)

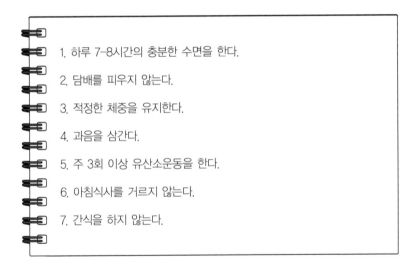

1. 하루 7-8시간의 충분한 수면을 한다.

2. 담배를 피우지 않는다.

3. 적정한 체중을 유지한다.

4. 과음을 삼간다.

5. 주 3회 이상 유산소운동을 한다.

6. 아침식사를 거르지 않는다.

7. 간식을 하지 않는다.

로 적색이나 보라색 과일과 채소는 다량의 항산화물질을 함유하고 있어 노화를 늦출 수 있다고 한다. 학자들은 인간의 장수는 생물학적이고 문화적 현상의 결과로 보고 있으며, 장수는 연령의 문제일 뿐 아니라 오래 사는데 요구되는 신념을 포함하는 개념이라고 주장하고 있다. 이와 같이 장수를 위한 특별한 비결보다는 살아가는 방법에 지혜가 필요함을 깨달을 수 있다.

4장 연령증가와 질병 .....

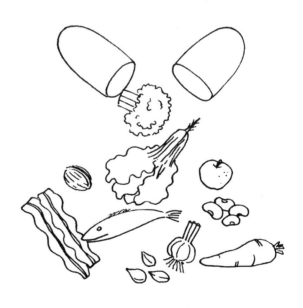

4. 연령증가와 질병

1. 눈의 변화와 안질환(Eye disorders)

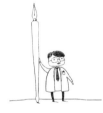

ㄱ. 눈의 변화

노화에 따른 변화 가운데 가장 먼저 느끼게 되는 것 중 하나가 눈의 변화이다. 옛말에 '몸이 천 냥이면 눈은 구백 냥' 이라는 말이 있다. 즉 눈은 사물을 보고 인지할 뿐 아니라 우리 몸의 내부 질환을 알 수 있는 척도가 된다는 것이다.

노화와 더불어 눈 주위 지방의 감소로 안구가 들어가게 되고 동공이 작아지며 빛에 대한 반응도 늦어지는 등 조절능력의 장애가 오게 된다. 또한 수정체의 조절능력이 점점 퇴화되고 탄력성도 떨어져 가

까운 사물에 대한 초점 맞추기가 어려워지며 수정체 혼탁 정도에 따라 노안이 계속해서 진행하게 된다. 이러한 노안은 나이가 들면 생기는 얼굴의 주름처럼 자연히 생기는 것으로 막을 수는 없다. 다만 생활습관을 통해 평소 젊고 건강한 눈을 지키고, 최대한 노안의 발생을 지연시키고 예방하는 것이 무엇보다 중요하다. 특히 노안이 시작되는 20-30대의 눈 관리는 평생 눈 건강에 영향을 미칠 수 있기 때문에 방심하지 말고 20대부터 건강한 눈 관리를 시작하는 것이 좋다. 또한 심한 스트레스와 장기간 컴퓨터의 사용 등의 생활습관이 노안을 빨리 나타나게 할 수 있다는 사실을 염두에 두어야 한다.

그러므로 젊을 때부터 장시간 독서나 컴퓨터 사용 시 간간히 휴식을 취하고, 멀리 있는 풍경을 보는 등 눈을 쉬게 하는 생활습관을 잘 가져야 한다.

노안은 일종의 노화 현상이기 때문에 원상복구시키는 것은 매우 어려우며, 노안의 치료는 노안으로 인한 불편함을 개선할 수 있는 방법을 말하는 것으로, 대표적으로 돋보기 착용과 수술 치료를 들 수 있다. 노인이 된다고 꼭 시력이 나빠지는 것은 아니지만 일반적으로 40대에 시력이 저하되기 시작하는데 독서용으로 도수가 낮은 돋보기를 착용하기(도수가 높으면 노안의 진행이 빨라질 수 있다) 시작하고 항상 돋보기를 지참하여, 무리하게 초점을 맞추기 위해 눈에 무리가 가지 않도록 유의한다.

ㄴ. 노인층에 흔한 안질환

1) 안구건조증(Xerophthalmia; dry eye syndrome)

기본적으로 분비되는 눈물의 양이 적거나 눈물층이 과도하게 증발하여 안구 표면이 손상을 당해 불쾌감을 일으키는 질병으로서, 안구는 반사적으로 더 많은 눈물을 내보내는데 이런 눈물은 정상눈물보다 훨씬 끈적거려 오히려 불편감을 가중시키게 된다. 안구건조증은 여름철에 온도가 상승되고 날씨가 건조할 때 많이 경험하게 되며, 이물감, 화끈거림, 건조감, 다량의 눈물, 분비물 등의 증상이 있으며, 오전보다 오후에 증상이 더 심하다. 안구건조증의 근본적인 치료는 없으나 집안의 습도를 높이거나(가습기 등) 인공 눈물의 투여가 도움이 되며, 콘택트렌즈는 피하는 것이 좋고 정기적으로 안과검진을 받을 것을 권한다.

2) 안검염(Blepharitis)

눈썹과 눈꺼풀에 기름기 있는 염증물질이 축적되고 가피가 생기는 지루성 눈꺼풀 염증으로 흔히 '다래끼'로 알려져 있고 환자의 약 15%에서는 포도상구균 등에 의해 생기기도 하며, 병소부위의 짓무름이나 발적, 소양감 등의 증상이 나타나고, 만성화되면 안검외번이나 검연비후 등의 후유증을 남기는 수가 있다. 평소에 온수로 세안을 철저히 하고 눈꺼풀을 마사지 해주며 청결하게 유지시켜 예방하는 것이 중요하다.

3) 결막염(Conjunctivitis)

결막염은 눈의 앞쪽 겉면(공막)과 눈꺼풀 안쪽을 덮고 있는 결막에 염증이 생긴 것으로 감염이나 알러지 때문에 발생하며, 가렵고 아프며 눈물이 나고 눈에 이물감이 느껴진다. 대부분 쉽게 치료되나 예방이 중요하고 특히 눈을 손으로 함부로 만지지 않도록 해야 한다.

4) 공막손상(Sclera injury)

공막이란 안구의 앞쪽을 구성하는 돔 모양의 투명한 막으로 빛을 굴절시켜 망막에 상이 맺히도록 도와주는 장기로서, 세균감염이나 외상, 독성물질 등이 공막에 손상을 줄 수 있으며, 공막에 병이 생기면 눈이 충혈 되고 눈물이 나며 아프고 시력이 떨어지거나 물체 주위가 무지개처럼 보인다. 안약과 수술로 치료되나, 공막손상이 심하면 시력을 회복시키기 위해 공막이식술을 할 수 있다.

5) 망막질환(Retinal disorders)

망막이란 안구의 뒤쪽에 깔려있는 얇은 막으로써 물체의 상을 받아들여 뇌로 전달하는 시세포들로 구성되어 있는데, 나이가 들면 망막에 있는 시세포와 망막색소상피의 기능이 떨어지게 되어, 여러 가지 망막질환 역시 실명의 원인으로 중요하다. 망막질환 가운데 노인에게 중요한 것으로 황반변성과 당뇨성 망막증, 그리고 망막박리가 있다.

ㄱ) 황반변성(Macular degeneration) : 황반이란 망막에서도 가장 시세포가 밀집하여 있어 빛에 예민한 곳으로 망막의 한 가운데 있고

황반에 변성이 생기면 물체의 상이 또렷하게 맺혀도 이를 명료하게 인식하지 못하므로 운전이나 독서, 바느질 등을 하기 어렵게 된다. 병이 진행하면 망막색소상피가 벗겨지거나 망막의 신경막 아래쪽에 출혈이 생겨 시력의 상실이 오게 된다. 레이저 광응고술로 제거하거나 수술로 제거하여 더 심한 시력상실을 차단해야 한다.

ㄴ) 당뇨성 망막증(Diabetic retinopathy) : 당뇨병의 합병증으로 망막에 영양과 산소를 공급하던 작은 혈관이 제 기능을 못해서 생기는데 초기에는 이런 혈관에서 물이 새어 나와 시력에 영향을 주다가 계속 진행되면 심한 시력장애가 오게 된다. 레이저치료로 대부분의 경우 실명을 막을 수 있으며, 당뇨환자에서는 이를 예방하기 위해 정기검진이 필요하다.

ㄷ) 망막박리(Retinal detatchment) : 망막의 안쪽 층과 바깥쪽 층이 분리되는 것으로서, 수술이나 레이저치료로 망막을 다시 붙일 수 있고 시력을 완전히 또는 일부 회복시킬 수 있으므로 노년기에 정기검진이 필요하다.

6) 백내장(Cataract)

노화와 더불어 가장 흔히 노인을 괴롭히는 질환이 백내장일 것이다. 백내장은 수정체에 혼탁이 생기는 병으로서 시력을 잃게 하는 대표적인 질환이며 삶의 질을 떨어뜨리는 안질환이기 때문이다. 백내장은 외상이나 대사성 질병(당뇨병 등), 약물(스테로이드 등) 또는 장기간에 걸친 자외선 노출이 원인이 될 수도 있으며, 안구자체의 다른 질환(포도막염, 녹내장, 망막변성 등)에 의해서도 올 수 있다. 백내장은 수년 동안 서서히 진행되나 약물로는 진행속도를 늦춰줄 수는 있으나 어느 정도 진행된 후에는 도움이 되지 않고 수술로만 치료될 수 있다. 과도하게 일광에 노출되는 것을 피함으로 진행을 느리게 할 수는 있으나 수술만이 유일한 치료방법이므로 조기에 진단하여 수술하도록 권한다.

ㄷ. 눈의 보호

이상과 같은 눈의 질환을 예방하기 위하여 눈을 보호하는 습관이 중요하다. 눈을 보호하는 방어 체제는 눈꺼풀, 눈물, 결막 등이 있는데, 눈꺼풀은 외부로부터의 공격에 대해 보호하며, 눈물은 이물질을 제거하고 미생물의 침입을 방지하며, 결막은 이물질을 막는 면역 역할을 한다. 한편 우리는 흔히 눈을 잘 만지는 나쁜 습관이 있는데, 눈을 만지기 전에 손을 깨끗이 씻는 것이 중요하다. 특히 외출 후 돌아와서 얼굴과 손을 깨끗이 씻는 습관은 꼭 필요하다. 그러나 함부로 눈을 물이나 식염수로 세척하는 것은 오히려 해가 될 수 있어 주의해야 하고 눈을 비비는 것도 피해야 하며, 눈이 가려우면 눈을 감고 찬 수건을 대는 것이 도움이 된다. 눈에 이물질이 들어간 경우 비비지 말고 잠시 기다리거나 깨끗한 물에 얼굴을 담그고 눈을 떠보면 도움이 된다. 일반적으로 눈에 피로감을 덜기 위해서는 푸른 숲이나 바다 등 녹색류의 색깔을 보는 것이 좋으며, 시력을 향상시키기 위한 방법으로는 초점을 자주 바꾸어 주기, 먼 곳을 바라보기, 손가림으로 눈에 휴식 주기, 수시로 눈동자를 움직이기 그리고 이중조명(책 읽을 때 등)을 사용하기 등이 있다. 또한 수정체와 망막에 도움을 주는 것으로 비타민 C와 베타 카로텐 등 항산화제와 루테인(lutein)과 제아크산틴(zeaxanthin)을 들 수 있는데, 이들이 풍부한 식품에는 계란 노른자, 고구마, 브로콜리, 시금치, 옥수수, 완두콩 등이 있다.

표 5. 눈의 노화를 늦추기 위한 생활습관 5계명

1. 1시간 눈을 쓰면 5-10분 멀리보기

2. 1년에 한 번 이상 눈 건강 검진 받기

3. 자외선 차단을 위해 선글라스와 모자 착용을 생활화하기

4. 시금치, 브로콜리 등 녹황색 채소를 많이 섭취하기

5. 폭음과 흡연 삼가기

2. 귀의 변화 및 귀질환(Ear disorders)

노화와 더불어 많은 노인들에게 장애를 주는 것이 귀질환이다. 귀는 소리를 듣는 기관으로서 크게 세부분(외이, 중이, 내이)으로 나뉘는데 중이 내에는 3개의 작은 뼈가 고막에 부착되어 있어, 소리가 귀를 통해 들어가면 고막이 진동을 일으키고 뼈들을 통해 이 진동이 달팽이관으로 들어가며 달팽이관내의 수백만의 신경세포가 진동을 느끼

고 이 진동을 전기신호로 바꾸어 뇌로 보내 소리를 듣게 되는 것이다. 그러므로 가장 중요한 것은 진동을 전기신호로 바꾸어 뇌로 보내주는 청신경인데 나이가 들면서 이 신경이 점차 퇴화되어 소리를 뇌로 전달하지 못하게 되는 현상을 노인성 난청이라고 한다. 노인성 난청은 이명과 더불어 노화와 함께 오는 대표적인 귀질환으로서, 개인의 살아온 환경이나 유전적 요인 등에 의해 좌우되며 약물의 과다 사용(항생제 등), 순환기계 질환(심장병이나 고혈압 등), 감염(바이러스 또는 박테리아) 등이 영향을 미치기도 한다. 이러한 난청은 병력과 더불어 전문의의 진단을 받고 귀 이외의 다른 원인이 있는지를 확인해야 하며 진단 후 대부분 치료가 가능하므로 불치병이 아님을 명심해야 한다. 노인성 난청은 질병으로 인한 난청과는 달리 양쪽 귀가 함께 잘 들리지 않게 되며, 처음에는 고음이 잘 들리지 않으나 점차 낮은 음도 들리지 않게 된다. 겉으로 이상이 보이지 않아 직접 겪는 고통을 이해하기 어려우며 노인에게 당연한 일인 듯 생각하기 쉬우나 가족이 관심을 가지고 도움을 주어야 한다.

일반적으로 40세가 지나면서 청력감퇴가 시작된다고 하며 노인성 난청은 60세-75세에서 약 30%에서, 75세 이상은 약 50%에서 난청이 초래된다고 한다. 많은 사람이 노인성 난청을 어쩔 수 없는 숙명처럼 받아들이며 난청으로 인해 우울증이나 좌절에 빠지기도 하나 노인성 난청은 생각보다 쉽게 극복할 수 있다. 최근에는 성능 좋은 보청기가 많이 개발돼 있을 뿐 아니라 인공달팽이관이식 등 좋은 치료법이 많이 개발되어 있다.

한편 노인성 난청과 밀접한 관계가 있는 것이 이명으로써, 노인성 난청이 있는 경우 대부분 한쪽 또는 양쪽 귀에서 이명이 생길 수 있으므로 노인이 이명을 호소하는 경우엔 우선적으로 난청을 의심해봐야 한다. 이명이란 중이의 이소골에 있는 작은 근육이 경련을 일으키거나, 중이와 내이에 있는 혈관이 뛰는 소리 등이 마치 외부에서 들리는 소리처럼 크게 들리는 것으로 노인성 난청 외에 아스피린이나 항생제의 남용, 외이의 폐색(귀지나 이물 등), 중이와 내이의 염증, 두부 외상, 청신경 종양, 메니에르씨병 등이 원인이 되기도 한다. 이명도 난청과 함께 보청기를 착용함으로써 어느 정도 효과를 볼 수 있으나, 감퇴된 청력을 근본적으로 되돌릴 수 있는 특별한 치료법은 없다. 가능한 식사를 싱겁게 하고, 커피-콜라-담배 등 신경자극물질의 섭취도 줄이는 식습관이 도움이 된다. 유전적인 요소가 있지만 젊었을 때부터 큰 소음에 노출되지 않도록 주의하고, 당뇨와 혈압을 잘 조절하며, 규칙적인 운동이나 취미활동 등을 통해 스트레스를 조절하는 것이 중요하다. 또한 55세 이후에는 1년에 한 번 정도 청력검사를 받아 보기를 권한다.

청력의 손실은 갑자기 오는 것이 아니라 서서히 진행되며 완전 상실 전에 알 수 있으므로 미리 예방할 수 있다고 본다. 그러나 강조해 표현하면 노인성 난청의 가장 큰 문제는 노인이 고립될 수 있다는 것이다. 많은 노인들이 가족들의 말을 알아듣지 못해 대화가 어려워져 점차 심리적으로 고립되고 우울증이 생길 수 있다. 그러므로 가족들의 적극적인 협력가운데 보청기를 착용하여 청력을 보완하도록 도와

주는 일이 중요하며, 청력기의 종류가 다양하나 전문가의 도움을 받아 자신에게 맞는 기기를 선택하여 적응훈련을 받도록 해야 한다. 한편 보청기의 바른 관리는 보청기의 기능을 최대화하고 보청기의 수명을 연장할 수 있어 매우 중요하나 대부분 노인의 경우 스스로 관리하기가 어려워 가족들의 도움이 필요함을 잊지 말아야 한다. 귀의 또다른 중요한 기능은 몸의 평형을 유지하는 것으로서, 내이에 있는 전정기관이 머리의 위치, 몸의 자세나 운동 속도 같은 움직임을 감지해서 평형을 유지하는데, 이 전정기관에 이상이 생기면 평형상태를 유지할 수 없어 심하게 어지럽고, 몸의 중심을 못 잡게 된다. 양성 돌발성 체위성 어지럼증, 전정신경염, 메니에르씨병 등이 대표적 평형장애질환이고 편두통이나 노화도 어지럼증을 일으킬 수 있다.

3. 피부 및 피부질환(Skin disorders)

피부의 노화현상 또한 노인질환의 하나이다. 대부분의 노인들은 피부의 변화를 무관심하게 받아들이고 적절한 관리를 하지 못해 심각한 피부질환으로 진행되는 경우도 있다. 일반적인 피부 노화현상으로는 모든 피부층이 얇아지고 피하지방도 적어지며 주름이 생기며 상처받기 쉽고 땀샘과 피지선의 기능저하로 건조해지며 노인성 반점(검버섯)이 나타게 된다. 지방층은 얼굴과 상하지에서는 소실되고 복부와 둔부로 침착되어 얼굴에는 주름이 생기고 건조해지며 눈꺼풀도 처지게 되는 것이다. 특히 햇빛에 장기간 노출된 경우에 노화가 빨리 나타날 수 있으며 증상도 더욱 심하게 되나 엉덩이나 배와 같이 자외선에 노출되지 않은 피부는 피부 노화현상이 적은 편이다. 이러한 피부의 변화(건조, 주름, 반점)는 정상적인 노화이나 유전적인 요소 또는 환경 요소(자외선 노출 등)에 영향을 받는다.

피부의 노화는 내인성노화와 외인성노화로 분류되는데 내인성노화는 세월의 흐름에 따라 자연히 발생하는 노화를 말하며 외인성노화는 외부 환경(자외선 등)에 의해 발생하는 노화를 말한다. 외인성노화는 햇볕에 의하므로 광노화라고도 하며 내인성노화에 비하여 다소 심하고, 노화가 비교적 일찍 나타난다. 내인성노화는 햇빛에 노출되지 않은 피부(둔부)에서도 나타나는데 비교적 경미하며, 잔주름, 피부건조증, 탄력감소 등으로 나타난다.

노인에서 발생하는 피부질환은 다음과 같다.

ㄱ. 피부 소양증(Pruritus)

가장 흔한 증상으로 주로 밤에 심하며, 건조한 시기인 겨울에 특히 심해진다. 목욕 후 더 심해지기도 하며 습진과 감염증을 초래하기도 한다.

ㄴ. 피부 건조증(Xeroderma)

65세 이상 노인의 80%에서 발생하며 팔, 다리에 심하고 역시 습진과 감염증을 발병하기도 한다.

ㄷ. 신경성 피부염(Neurodermatitis)

노인들이 습관적으로 피부를 긁거나 비빌 때 발생하며 주로 목 뒤와 손목, 발 또는 항문주위와 음낭주위에 나타난다.

ㄹ. 검버섯(Seborrheic keratosis)

역시 노인에 흔하며 햇볕에 오래 노출된 얼굴, 손등, 팔뚝 부위에 잘 생긴다.

ㅁ. 양성 종양(Benign tumor)

정상 피부색으로 작은 버섯 모양으로 살이 자라나오는 연성섬유종과 다양한 크기로 경계가 뚜렷한 갈색의 병변인 지루각화증 그리고 몸통에 다양하게 나타나는 붉은색의 작은 혈관종인 체리혈관종 등이 노인에게 발생할 수 있다.

ㅂ. 피부암(Skin cancer)

피부암의 발생은 자외선이 주원인이나 복합적인 원인이 있으며 노인에서는 각종 유해화학물질에 대한 발암효과가 젊은 피부에 비하여 증가하는 경향이 있고 면역기능이 감소되어 있어 피부악성 종양이 증가하게 된다. 기저세포암, 편평상피세포암 그리고 악성흑색종이 이에 속한다.

이러한 노인의 피부질환을 예방하기 위해서는 적절한 관리를 하여 노인에게 올 수 있는 피부문제를 알고 대처하는 것이 중요하다. 무엇보다도 피부의 청결을 유지하며 균형 있는 영양을 섭취하고 규칙적인 운동으로 피부의 탄력성을 유지하기를 권한다. 피부의 건조를 막기 위해 물을 자주 마시도록 하며, 운동은 규칙적이고 적당히 하되 충분한 휴식과 자외선에 노출되지 않도록 자외선 차단제를 사용하거나 태양 광선이 강한 오전 10시에서 오후 3시 사이의 운동은 피하는 것이 좋다. 운동 후 목욕에 대해서는 노인의 피부는 건조하므로 장시간의 목욕은 피하는 것이 좋고 비누는 지방성분이 많은 것을 사용하되 꼭 필요한 부분에만 사용하며 목욕 후 보습제를 사용하여 피부의 건조를 예방하는 것도 중요하다. 젊었을 때부터 자외선 차단제를 사용하는 습관을 갖고, 모자를 쓰는 등 뜨거운 태양을 피하고 피부의 손상을 예방하는 주의가 필요하다. 일단 피부질환이 의심되고 오랫동안 낫지 않는 피부증상이 있다면 반드시 전문의를 찾아 진료를 받아야 한다.

4. 노인의 관절과 관절질환

노화에 따른 가장 두드러진 변화는 키와 자세로서 결체조직의 탄력성과 관절운동의 감소로 추간판이 위축되고 변형되어 노인의 키는 20년에 1.2cm씩 줄어들 수 있으며, 신체의 중심이 앞쪽으로 가는 전방굴곡으로 균형을 상실하기 쉽고 보행속도와 보폭이 감소된다. 근육의 변화로는 근육용적이 감소되는데 특히 하지근육에서 두드러지며 이는 근세포의 소실과 근섬유의 수 감소 그리고 신체조직과 기관이 위축되어 근육이 소모되는 것이다. 근육량과 근긴장도 또한 감소되는데 이는 신체적 활동과 운동의 감소와 관련이 있으며 근육이 약화되고 근력도 감소되어 팔다리에 힘이 없어지게 된다. 골격과 관련된 노화에 따른 가장 큰 변화는 골량의 감소와 칼슘의 손실로서 연령의 증가에 따라 골격은 약해지게 되고 골대사의 변화로 뼈의 밀도와

질량이 줄어들게 되는데 이는 여성에서 더 빨리 오며 폐경기 이후에 현저하다. 실제 폐경 전의 여성에서의 뼈손실은 거의 없으며, 에스트로겐결핍으로 폐경기 때 뼈소실 가속기가 생겨 약 10년간 지속되나 이후에는 뼈소실이 서서히 진행되는 뼈소실 서행기에 접어드는데 남성에서는 뼈소실 가속기가 없고 뼈소실 서행기만 나타난다. 이 때문에 남자에서 여자보다 골다공증이나 골절이 적긴 하나 노화와 함께 신체활동이 감소될 뿐 아니라 흡연이나 과음하는 경우 골다공증의 위험이 증가되며 노인들에서는 자세변화와 더불어 골밀도의 감소 등으로 인해 넘어지기 쉽고 골절의 위험성이 증가하게 된다. 또한 노인에서는 관절염의 위험도 증가된다.

ㄱ. 관절염(Arthritis)

골 관절염은 노인에 있어 장애의 가장 큰 원인으로 인구 1,000명당 102명, 60대 이상에서는 313명의 유병률을 보이고 있다(2005년 국민건강영양조사). 일반적으로 나이가 들면서 다리와 허리 등 몸무게를 지탱하는 부위(무릎, 엉덩이 관절)에 퇴행성 변화가 나타나기 시작하는데 과거에는 나이가 들면 뼈마디가 아파도 노화현상이라 생각하고 참고 지내오곤 했다. 실제 50세 이후의 거의 모든 사람에게 정도의 차이는 있지만, 어느 정도 관절염의 징후는 나타난다. 관절이란 2개 또는 그 이상의 뼈가 움직일 수 있도록 이어져 있는 부분을 말하며 뼈와 뼈가 맞닿는 부분은 연골(물렁뼈)로 이루어져 있고, 연골 사이에는 미끈미끈한 액(활액)이 들어 있으며, 관절낭으로 둘러싸여 있고 바깥쪽에 인대와 붙어 있다. 활액은 연골을 마찰로부터 보호해주며 연골이 무게에 버틸 수 있게 도와준다. 관절염이란 어떠한 원인에 의해서든 관절에 염증성 변화가 생긴 것을 총괄하는 것으로서 뼈와 뼈마디를 연결하고 유연하게 관절을 움직이도록 하는 연골이 소실되는 것을 말하며, 흔히 두 가지 유형, 즉 확실한 원인을 모르는 원발성 관절염과 퇴행성관절염, 감염성 관절염, 연소형관절염, 류마티스 관절염 등 이차적으로 나타나는 이차성 관절염으로 나누어 볼 수 있다. 이와 같은 관절염은 뼈와 뼈가 만나는 모든 관절에서 발생할 수 있으나 주로 체중을 많이 받는 무릎(슬관절 : 퇴행성, 류마티스성, 화농성, 결핵성, 외상성)과 엉덩이 관절(고관절 : 퇴행성, 류마티스성, 외상성, 대퇴골부, 무혈성괴사)의 발생비율이 가장 높다. 흔히 관절염으로 고통 받는 사람은 대부분 퇴행성관절염(골관절염)을 앓고 있어 전 인구의 10-15%의 빈도를 나타내고 주로 60대 이상의 노인층에 많으나, 노화에 따라 숙명적으로 생기는 것은 아니다. 퇴행성관절염은 관절의 구성성분 중 연골과 주위골에 퇴행 변화가 나타나서 생기는 관절염으로 장기간 방치할 경우 관절의 변형까지 초래할 수 있는 질환이다.

관절염의 원인으로는 그 종류에 따라 차이가 있으나 일반적으로 유전적 요인을 비롯하여, 생활습관, 비만, 외상 그리고 노화 등을 들 수 있으며, 어느 한 가지 원인에 기인하기 보다는 다양한 원인이 작용한다고 생각된다. 남자보다는 여자에 흔하고 비만이나 과거 관절 손상 또는 직업적 요인 등이 위험요인이라 할 수 있다. 관절 연골의 노화는 대부분 30대에서 시작되어 50대 이후가 되면 증상이 나타나기 시작하지만 개인차가 많다.

　관절염의 증상으로는 관절의 통증과 관절의 운동범위의 제한이 대표적인 증상이며 아침에 움직일 때 뻣뻣한 느낌이 들거나, 움직일 때마다 관절에서 소리가 나고, 일시적으로 관절을 전혀 쓰지 못하다가 회복되는 등의 증상 그리고 관절의 변형 등이 있다. 엉덩이 관절질환은 허리디스크로 오인되는 경우가 있으며, 허리디스크 치료 시 엉덩이 관절의 질환유무를 확인해야 한다.

　관절염의 진단은 증상과 진찰 그리고 엑스레이 촬영 등을 종합하여 진단하며 혈액검사와 면역검사가 필요한 경우도 있다.

　치료의 목표는 통증의 경감시키고 관절기능을 향상시키는 것으로 크게 약물요법, 운동요법 그리고 수술요법으로 나눌 수 있다. 일반적으로는 위험요소에 노출되지 않도록 하고 체중조절을 하며 적절한 운동을 하는 것이 중요하다. 특히 평상시에 관절을 보호하고 규칙적인 운동과 생활습관을 통해 관절을 단련시킴으로 관절염을 예방하는 것이 중요하다고 할 수 있다. 특히 식생활 습관도 중요한 요소 중 하나로서, 한 예를 들면 최근 뉴질랜드 해안에 사는 마오리족에서 관절질환 환자가 드물다는 보고가 있어 조사한 결과 이들이 즐겨먹는 초록입 홍합이 강한 항산화 작용과 항염 작용을 가지고 있고 홍합속의 항염증 물질이 인체내 염증촉진 물질인 류코트리엔의 생성을 억제하여 관절질환의 발생이 적다고 한다. 이밖에도 항산화제인 사과, 오렌지, 브로콜리 등과 리코핀을 가지고 있는 토마토, 시금치와 당근, 오메가-3를 함유한 생선, 그리고 우유와 녹차 등이 모두 관절에 좋은 음식이므로 자주 섭취하는 것이 좋다.

일반적으로 관절염의 예방을 위해서는 장시간에 걸친 무리한 육체노동을 삼가야 하며 관절주위의 근육을 강화시키는 운동을 적당히 하는 것이 좋다. 특히 약물치료를 한다고 해도 운동을 병행하는 것이 좋으며, 관절에 부담이 적으면서 장기간 꾸준히 할 수 있는 운동(수영, 보행 등)을 택하여 규칙적으로 시행하여 관절을 단련시키는 것이 중요하다. 한편 절제된 식생활로 관절염에 해로운 음식을 피하고 체중을 조절하여 정상적인 체중을 유지해야 하며 지나친 음주와 흡연을 삼가며, 무릎을 사용하여 바닥청소를 하는 등의 잘못된 생활습관을 고쳐야 한다. 특히 과체중은 관절의 부하를 크게 증가시키고, 자세와 보행에 변화를 일으키므로 체중 감소가 중요하며 5kg의 체중을 줄이고 유지한다면 골관절염의 진행을 반으로 줄일 수 있다고 한다. 또한 관절염 환자는 정기적으로 의사의 진찰을 받는 것이 좋으며, 무거운 물건을 들고, 계단을 오르내리며, 오래 걷거나, 서있기, 조깅 등 관절에 무리가 가는 과격한 운동은 삼가야 하고 때로 보조기가 도움을 주기도 한다.

이와 같은 주의와 운동으로 좀 더 많은 활력을 얻게 되고 숙면에 도움이 되며 체중도 조절할 수 있게 된다. 과거에는 관절을 손상시킬 수 있다는 우려로 운동을 피해 왔으나 그 증상의 정도에 따라 다소 차이는 있으나 실제 관절염환자에 있어서 운동은 건강한 사람들만큼 중요하다고 할 수 있다.

표 6. 관절염의 예방 및 관리와 치료를 위한 지침

1. 손, 손목 :

ㄱ) 주의할 것–물건 잡을 때 양손 다 사용할 것, 힘을 가할 때 약지쪽 손바닥 이용할 것, 문 열 때 엄지손가락이나 몸쪽으로 움직일 것

ㄴ) 피할 것–무거운 것 들기, 오랫동안 붙들기, 물건 운반, 몸무게가 손으로 가는 것, 피곤

ㄷ) 운동–손가락 끝 손바닥에 대기, 손바닥 테이블에 펴기, 엄지와 다른 손가락으로 원형 만들기, 손목 전후 운동 등

2. 어깨, 팔꿈치 :

ㄱ) 주의할 것–바로 설 것, 반듯이 잘 것, 높은데 물건은 의자 이용할 것

ㄴ) 피할 것–무거운 것 들기, 머리위로 뻗기, 어깨걸이 가방

ㄷ) 운동–목뒤 및 등뒤로 손잡기, 손 올리기, 손으로 어깨잡기 등

3. 목 :

ㄱ) 주의할 것–단단한 침대 매트 사용할 것, 샤워할 때 목 구부리지 말 것

ㄴ) 피할 것–큰 베개, 목 뒤로 제치기, 목을 회전시키기, 장시간 운전 등

4. 허리 :

ㄱ) 주의할 것–무릎 밑이나 무릎 사이에 베개 놓고 취침, 단단한 매트 사용할 것

ㄴ) 피할 것–같은 동작 계속(한 시간 이상), 오래 앉아있는 것

ㄷ) 운동–앉은 상태에서 발과 엉덩이 스트레칭, 다리 및 엉덩이 들기, 벽에 등대고 무릎 구부리기 등

5. 엉덩이, 무릎, 발 :

ㄱ) 주의할 것–몸무게 조절, 계단 오르내릴 때 손잡이 이용할 것

ㄴ) 피할 것–몸을 꼬거나 돌리기

ㄷ) 운동–무릎 힘주기, 발목을 상, 하, 좌, 우로 움직이기 등

ㄴ. 골다공증(Osteoporosis)

20여 년 전 교환 교수로 미국에 있을 당시 섬기던 교회의 목사님 사모님(당시 60이 조금 넘으신)께서 골다공증과 퇴행성 관절질환으로 많이 힘들어 하셨다. 우선적으로 체중 조절과 수영을 권해드렸는데 수영 시작 후 두 달 만에 손가락이 자유스러워졌다는 말씀을 하신 기억이 떠오른다. 몇 년 전 다시 찾아 뵐 기회가 있었는데 우리 부부와 4시간이상 걸으시고도 지치지 않으심을 보고 꾸준한 운동의 효과가 얼마나 큰 영향력을 미치는지 알 수 있었다.

골다공증이란 골에 화학적 조성의 변화없이 뼈를 지탱하는 구조물의 밀도가 떨어져 단위용적내의 골 량이 감소되고 뼈가 약해지는 현상을 말하는 것으로 이러한 뼈의 약화를 그대로 방치하면 우리의 골격은 매우 약해져서 때로는 매우 작은 충격에도 뼈가 부러지는 경우도 있다. 이와 같은 골소실 과정은 30대 후반부터 점진적으로 시작되지만, 매우 느리기 때문에 본인이 알게 되기까지는 많은 시간이 걸린다. 일반적으로 골다공증은 노령화와 관계가 있으며 여성이 남성보다 골다공증에 걸릴 위험성이 더 높다. 여성은 폐경기 이후에 여성호르몬인 에스트로젠(칼슘 흡수를 증가시켜 주고 뼈에서 칼슘이 소실되는 것을 방지해 주는)이 급격하게 감소하기 때문이다. 최근에는 젊은 여성들에게서도 체중을 과도하게 줄이려다 이 호르몬의 이상으로 골다공증이 생겨 문제가 되고 있다.

골다공증의 원인은 아직 다 밝혀지고 있지 않지만 일반적으로 정상적인 노령화와 관계가 있으며, 기타 위험인자로 생각되는 것은 유전, 가족력, 운동 부족, 에스트로젠 호르몬의 감소(폐경과 자궁적출술 등), 심한 영양불량, 부신피질 호르몬 및 항경련제나 신경정신과 약, 커피 과다 섭취, 흡연, 과음, 갑상선 기능항진증 및 부갑상선 기능저하증 등이며 생활습관이나 특정한 의학적 인자들이 골다공증을 더 높일 수는 있으나, 폐경 이후에는 거의 모든 여성에게서 골다공증의 위험성이 증가한다는 사실을 염두에 두어야 할 것이다.

골다공증은 초기에는 특별한 증상이 없기 때문에 많은 환자들이 병원에 올 때에는 이미 골다공증이 상당히 진행된 후이다. 일부 허리가 무겁다거나 쉽게 피곤함을 호소하나 골절이 발생하기 전에는 일반적으로 통증을 느낄 수 없다. 때로는 나이가 들면서 신장이 줄어들거나 허리가 구부정해지거나, 또는 옷이 잘 맞지 않는 것을 알고 골다공증이 있다는 것을 깨닫게 되기도 하며, 무거운 물건을 들거나 넘어질 때 골절이 발생하여 병원을 찾기도 한다. 이러한 골다공증성 골절, 특히 골반과 척추의 골절은 통증이 매우 심하고 종종 신체장애를 가져오기도 하며, 손목의 골절은 일반적으로 기형이 생기지 않고 치유되지만, 골반이나 척추의 골절은 완전한 회복을 기대하기가 힘들다. 그 결과 생긴 신체장애는 개인의 직장생활과 가정생활을 영향을 미칠 수 있으며 경우에 따라서는 장애가 너무 심해서 다른 가족 구성원이나 자원 봉사자 등의 도움이 없이는 살아갈 수 없게 되기도 하므로 가능한 더 발전하지 않도록 예방하고 조기에 치료하는 것이 중요하다.

골다공증을 진단하기 위해서는 단순 방사선 촬영으로 척추 대퇴

골경부 중수골과 종골을 검사하여 골음영, 골피질 및 골수주 등을 파악하나, 단순 X선 촬영은 골다공증의 진단으로는 적절하다고 할 수 없으며, 컴퓨터 단층촬영(CT: Computed Tomography)을 이용한 골 스캔이나 골 밀도 측정기로 손쉽게 진단할 수 있다.

골 밀도를 결정하는 요소는 영양 상태와 여성 호르몬 및 운동이라 할 수 있으므로 골다공증의 치료는 식이요법, 약물요법 그리고 운동 요법으로 생각할 수 있다. 식이요법으로는 적절한 칼슘섭취가 중요한데 일일 권장량은 약 1,000mg이고, 우유(저지방), 요구르트, 두유, 치즈, 연어, 정어리 등과 콩, 땅콩, 시금치, 브로콜리 등 야채와 과일을 적절히 섭취해야 한다. 한편 칼슘의 흡수를 증가시키기 위해서는 저지방 식품을 같이 복용하고 적당한 일광욕으로 비타민 D를 활성화시키는 것이 중요하다. 흡연은 골 밀도를 저하시키므로 금지해야하며 음주도 삼가는 것이 좋다.

약물요법으로는 칼슘, 비타민 D 그리고 호르몬 대체요법 등을 들 수 있다. 칼슘은 골다공증의 예방과 치료에 있어 중요한 영양소이며 1일 500-1,500mg정도를 권하나 변비와 같은 경증의 소화기 장애가 올 수 있고, 신 결석의 위험도는 부가적인 용량에서는 증가하지 않는다고 한다. 비타민 D는 위장관에서 칼슘을 흡수하는데 있어 반드시 필요하며, 칼슘과 함께 1일 400-800mg의 섭취를 권하고 있다. 그러나 정상 골 밀도 소견을 보이는 건강한 고령 여성에서의 칼슘과 비타민 D 보충의 효율성에 관한 연구는 아직 정립되지 않은 상태이다. 호르몬 대체요법은 폐경증상이 있는 초기 폐경여성에서 골 소실을 예방할 수 있는 최선의 치료법으로 에스트로겐은 골의 흡수를 억제함으로 폐경 초기, 후기 및 고령 여성에서 골소실을 억제하며, 1-3년에 걸쳐 골밀도를 5-10% 증가시킨다. 호르몬 대체요법의 장점으로 골 밀도의 증가, 폐경 증상의 완화, 인지기능장애 위험 감소, 대장암 위험 감소 등이 있으나, 단점으로 자궁내막암 및 유방암 발생빈도의 증가, 담낭질환의 위험 증가, 심부정맥 혈전증의 위험 증가 등이 쟁점으로 야기되고 있다. 호르몬 대체요법의 절대적 금기증은 ① 진단이 확실치 않은 자궁출혈 ② 에스트로겐호르몬에 양성으로 작용하는 암 ③ 활동성이고 명확한 혈전색증 ④ 담석증이나 담낭질환 등이며 논란이 있으나 상대적 금기에 속한다고 보는 질환들로는 ① 정맥혈전증의 기왕력 ② 고혈압 ③ 유방암의 가족력 등이다.

　골다공증의 관리는 예방이 최고라 할 수 있고 예방을 위해서는 생활습관을 바꾸는 것이 중요할 것이다. 특히 칼슘과 비타민 D가 충분한 균형 있는 음식 섭취를 하며 흡연과 과다한 음주 등 좋지 않은 생활습관을 고쳐야하고 규칙적인 운동과 체중조절을 하는 것이 중요하다. 일찍 운동을 시작하는 것은 최대의 골량을 형성하는데 기여하며 뼈를 강화하고 유지시키는데 중요한 역할을 한다. 사춘기 때부터 규칙적이고 적절한 운동으로 최대 골량을 증가시키는 것이 중요하다. 일반적으로 하루에 30분 이상, 일주일에 5-6회의 운동을 권하며, 체중이 몸에 실리는 운동이 도움이 된다. 즉 걷기나 달리기(매일 1.5km씩 걸으면 폐경기 여성의 골밀도 유지에 도움), 에어로빅 체조, 계단 오르내리기 그리고 높은 강도의 운동(특히 수영, 자전거타기, 테니스 등)을

표 7 . 골다공증에 영향을 주는 요인(미국 골다공증협회)

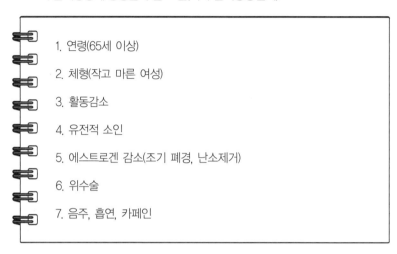

1. 연령(65세 이상)

2. 체형(작고 마른 여성)

3. 활동감소

4. 유전적 소인

5. 에스트로겐 감소(조기 폐경, 난소제거)

6. 위수술

7. 음주, 흡연, 카페인

표 8. 골다공증의 예방

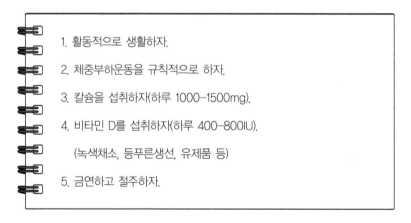

1. 활동적으로 생활하자.

2. 체중부하운동을 규칙적으로 하자.

3. 칼슘을 섭취하자(하루 1000-1500mg).

4. 비타민 D를 섭취하자(하루 400-800IU).

   (녹색채소, 등푸른생선, 유제품 등)

5. 금연하고 절주하자.

포함한 다양한 신체적 활동이 골밀도를 증가시켜 준다. 그러나 운동
도 너무 지나치면 체지방이 너무 줄어 호르몬에 나쁜 영향을 주므로
오히려 해가 될 수 있음을 염두에 두어야 한다. 이밖에 가슴펴기, 깊

게 숨쉬기, 앉아서 몸 앞으로 구부리기 등 스트레칭과 누워서 다리 들기, 윗몸 일으키기 등 배근육 단련, 엎드려서 다리 들기 등 등근육 단련, 고정된 자전거 타기도 골다공증의 예방에 도움이 된다. 우리가 세월을 멈추거나 노화를 막을 수는 없으나, 나이를 먹는다고 모든 사람에게 골다공증이 생기는 것도 아니므로 우선적으로 좋지않은 생활습관을 고치고, 예방적인 조치를 통하여 노후의 건강을 유지해야 할 것이다.

5. 노인에 흔한 호흡기질환(Pulmonary disorders)

노화에 따라 호흡기계의 구조와 기능에도 변화가 와서 호흡기질환의 위험성이 높아진다. 즉 흉곽이 강직되고 탄력성은 감소되어 폐의 방어능력이 감소되며 폐포의 탄력성과 표면적의 감소로 가스교환능력과 폐활량도 감소되고 폐 점막은 건조되어 점액성 분비물의 배출이 더 어려워져 노인들에서 호흡기질환이 잘 생기게 된다.

ㄱ. 감기(Common cold)

가장 흔한 노인의 호흡기질환은 역시 감기이다. 감기는 일 년 중 어느 때나 걸릴 수 있고 만병의 근원이 되며 일단 걸리면 앓을 만큼 앓아야 하기 때문에 감기에 대해 잘 이해하고 평소에 예방하는 것이 중요할 것이다. 감기는 바이러스감염으로 인해 비강, 인두, 후두, 기관지 등의 상부 호흡기에 급성 염증을 일으키는 전염성 질환으로 누구에게나 걸릴 수 있다. 감기의 잠복기는 24-72시간이며, 감염된 바이러스의 종류와 염증 부위 및 환자의 신체조건 또는 주위환경에 따라 그 증상이 다양하다. 현재까지 알려진 감기 바이러스는 약 100여 종으로서 같은 바이러스라도 개인에 따라 증상이 다르기도 하고, 또한 다른 바이러스가 감염되었어도 같은 증상이 나타날 수 있다. 주된 감염경로는 재채기, 기침 또는 말할 때 나오는 입자에 의한 공기 감염이며, 코나 기타 분비물이 환자의 손이나 신체 접촉으로 전염되기도 하므로 외출 후 귀가하면 손을 깨끗이 씻는 습관을 가져야 한다.

감기의 위험 인자로는 심리적 스트레스와 환경(특히 추위)을 들 수 있는데, 일단 감염되면 전염성이 있어 환자의 전염성은 발병 수일 내 가장 높고, 3-5세 유아들이 가장 자주 걸리며, 그 가족에 전염성이 높다. 평균적으로 유아와 취학 전 아동은 1년에 4-8회 감기에 걸리며, 성인은 보통 2-5회 감기에 걸린다.

감기의 증상은 매우 다양하여, 흔히 콧물이나 코 막힘, 두통, 미열 등을 호소하나 때로 인후통, 인후 건조증 또는 쉰 목소리 등의 증상이 나타나며, 기침이나 해소, 객담 등을 호소하기도 한다. 한편 감기가 만병의 근원이라고 하였듯이 여러 가지 합병증의 원인이 되기도 한다. 감기의 합병증으로는 부비동염, 중이염, 기관지염 등을 들 수 있으며 심한 경우에는 폐렴이나 뇌막염을 일으킨 보고도 있다. 감기 치료 후에도 지속적인 기침이 있으면 바이러스 감염 후 기관지 과민성이나 이차 감염을 의심해야 한다.

감기는 다른 바이러스 감염과 마찬가지로 아직 근본적인 치료약이 없는 실정이고 일단 걸리면 앓을 만큼 앓아야 한다고 하나, 증상을 완화시키고 합병증을 예방하는 차원에서 치료가 필요하다. 무엇보다도 몸과 마음이 편안한 것이 중요하므로 안정을 취하고 몸을 청결히 하며 실내온도와 습도를 잘 맞추어주고 영양가 많은 음식과 충분한 수분을 섭취하여야 한다. 예방을 위해 평소 바른 섭생을 유지하여 체질과 저항력을 강화하는 것이 중요하리라 생각된다. 즉 충분한 휴식을 취하고 균형 있는 식사를 하며, 외출 후에는 손을 깨끗이 씻고 양치질을 하는 습관을 가지는 것이 중요하다. 그러나 감기는 그 원인이 되는 바이러스의 종류가 많기 때문에 예방접종이 실용화 되지는 못하고 있는 실정이다.

한편 독감(인플루엔자)은 감기와 무관하게 겨울철에 유행하는 전염병이므로 독감의 예방 접종은 받는 것이 좋다. 인플루엔자는 감기와 달리 한번 발병하면 빠른 속도로 광범위하게 퍼져 나가며 합병증을 유발할 수 있는 바이러스성 전염병으로 주로 4-5월 경 고개를 내밀고 11-12월에는 크게 유행하기 때문에 그 사이에 예방 백신을 제조하여 우리가 맞을 수 있는 것이다. 노인들에게는 누구나 독감 예방주사를 맞는 것이 권장되며 특히 호흡기질환이 있는 분이나 다른 내과계 질환이 있으면 더욱 권장된다.

ㄴ. 폐 렴(Pneumonia)

노인에서는 반사기능이나 점액섬모운동 등 폐기능의 감소와 함께 면역기능이 저하되어 폐렴의 발생률이 높고 이에 따른 사망률도 높다. 노인성 폐렴의 주 원인균은 젊은 층과 같이 폐렴구균이며 심폐질환, 뇌질환, 간질환, 신장질환, 당뇨병 또는 암환자에서 그 발병률이 증가한다. 위험인자로는 이들 질환 외에 흡연, 알코올, 면역억제제 그리고 장기입원 등을 들 수 있다. 노인성 폐렴은 증상이 불투명하여 발열이나 호흡기증상이 두드러지지 않은 경우가 많아 진단이 지연되어 치료를 어렵게 하는 경우가 많다. 진단을 위해서는 암성경과를 잘 관찰해야 하며 일반적인 폐렴과 같이 흉부 X선 검사와 객담검사 등이 도움이 된다. 치료는 약물치료를 하지만 단독약품으로 어려운 경우가 많고 합병증의 우려가 있어 입원치료를 권한다. 예방을 위해서는 섭생의 주의와 청결 등 일반적인 주의가 필요하며 폐렴구균이 주 원인균이므로 효과에 대한 논란은 있으나 폐렴구균에 대한 백신이 도움을 줄 수 있을 것으로 사료되며 인플루엔자 백신이 또한 도움이 된다. 최근 미국국립건강연구소는 노인의 폐렴발생이 구강위생과 관련이 있다고 발표하였으며 노인에서 구강위생의 중요성을 강조하고 있다.

ㄷ. 천 식(Asthma)

질병 이외에 오랜 기간 호흡기를 괴롭히는 대표적인 만성 질환으로 천식이 있다. 천식은 폐와 기관지의 만성적 알레르기 질환으로서 우리나라 인구 중 5-10%가 환자이며 유전적 요인과 환경적 요인이 함께 작용하여 발생한다. 천식을 유발하는 물질로는 집먼지 진드기, 꽃가루, 애완동물의 털과 비듬, 곰팡이, 흡연, 찬바람, 대기오염 그리고 스프레이(자극적인 냄새) 등을 들 수 있다. 즉 이들의 알레르기반응에 의해 기관지에 염증이 생겨서 증상이 나타나는데 감기에 걸리거나 운동 후 또는 찬 공기를 쒼 후에 숨이 차고 숨을 쉴 때 쌕쌕거리는 호흡음(천명), 기침, 호흡곤란과 같은 증상을 보이며, 제대로 치료하지 않으면 폐기능이 저하되고, 심한 천식발작을 일으키면 목숨을 잃을 수도 있다. 대개 증상이 발작적으로 나타나며 하루 중에도 증상이 좋을 때와 나쁠 때가 있고, 계절별로 차이를 보이는 경우가 많다. 적절한 치료와 관리로 정상생활이 가능하며 약물을 꾸준히 사용하는 것이 중요한데 치료제는 천식조절제와 증상완화제로 구분된다. 천식조절제는 서서히 효과가 나타나며, 매일 규칙적으로 증상이 없어도 사용하여 장기적으로 투여해야 하고, 증상완화제는 효과가 즉시 나타나나, 필요시에만 사용해야 하고, 증상이 심할 때에만 사용해야 하며 천식조절제 없이는 사용을 금해야 한다. 최근에는 간편하게 흡입제 형태로 숨을 통해 들이 마시는 약물을 많이 사용한다. 무엇보다도 천식의 유발물질을 피하는 것이 중요한데, 습한 곳이 없도록 하고, 습기 차고 곰팡이 냄새나는 양탄자 등은 치워야 한다. 애완동물은 옥외로 내보내도록 하며, 실내에서 꼭 사육해야 할 경우에는 자주 목욕을 시켜 털이 날리는 것을 방지하고 직접적 접촉을 되도록 삼가하고, 진공청소기, 공기 청정기를 사용하여 애완동물의 비듬분진을 제거해야 한다. 실내 특히 부엌의 환경을 깨끗이 하고 음식물 찌꺼기의 관리를 소홀히 하지 않아야 하며, 바퀴벌레 퇴치제를 사용하여 바퀴를 박멸하고 아파트의 경우는 살충제 유포시 전세대가 동시에 충분한 양을 살포해야 한다.

ㄹ. 만성폐쇄성폐질환(Chronic obstructive lung disease)

만성폐쇄성폐질환이란 유해한 입자나 가스의 흡입에 의해 발생한 폐의 비정상적인 염증반응과 이에 동반되는 완전히 가역적이지 않으며 점차 진행하는 기류제한을 보이는 호흡기질환으로서 과거 폐기종 또는 만성기관지염으로 부적절하게 불리기도 하였다. 이 병은 흡연이 주된 원인이나, 최근에는 흡연 이외에 여러 숙주 요인들(유전자, 기도과민반응)과 환경 요인들(흡연, 대기오염, 화학물질, 감염)의 복잡한 상호작용이 이 병을 발생시킨다고 추정되고 있다. 첫 번째 증상인 만성 기침은 처음에는 간헐적이지만, 나중에는 매일 나타나며 때로는 온종일 지속되기도 하지만 야간에만 있는 경우는 드물며 가래를 뱉게 되고, 많이 걷거나 계단을 오를 때 숨이 쉽게 차는 증상이 나타난다. 호흡곤란이 심해지면 일상생활을 하는데도 어려우며 바깥 활동도 줄어들게 된다. 때로 비특이적으로 천명음이나 흉부압박감 등을 호소하기도 한다. 치료로는 천식에서와 같이 흡입제를 흔히 사용하는데 기관지 확장효과가 있는 약물이 주된 치료제로 사용된다. 천식과 마찬가지로 만성폐쇄성폐질환도 주로 기관지가 문제가 되는 질환이므로 흉부 방사선사진에서는 정상으로 나올 수 있다. 따라서 건강검진에서 엑스레이가 정상이었다고 해서 병이 없다고 단정하기 어렵고 평소에 호흡기 증상이 잦은 사람은 전문의와 상의하고 폐기능검사를 포함한 검사를 받아보는 것이 필요하다. 예방적으로는 흡연, 직업성 위험인자, 대기오염 등의 위험인자를 제거하는 것이 중요한데 금연이 이 질환의 예방과 진행을 감소시키는 가장 효과적인 방법임은 더 강조해도 지나치지 않다. 금연을 하면 정상적인 폐기능을 회복시킬 수는 없으나 폐기능이 악화되는 것을 예방할 수 있다. 만성폐쇄성폐질환 환자가 담배를 끊고 공기오염을 피하고 감염에 대한 적절한 치료를 하면 상태가 호전되어 가래가 줄고 기침이 사라지며 호흡도 정상으로 될 수 있다.

ㅁ. 폐 암(Lung cancer)

최근 자료에 의하면 전 세계적으로 매년 130만 명 이상이 폐암으로 사망하고 있으며 매년 약 15만 명에 1명씩 폐암이 발생하고 있다고 한다. 우리나라도 예외는 아니라 최근 폐암이 급격히 늘어나고 있는데 이들 중 85%는 담배가 원인이라고 한다. 폐암은 다른 암처럼 노인에서 흔히 발생하며 흡연을 하였던 사람에서 흔하고 특히 가족력이 있는 경우 위험이 높다. 폐암의 증상으로는 만성적인 기침, 혈담, 호흡곤란, 천명음, 숨쉴 때 불편함, 체중감소, 피로 등이 있다. 일반적으로 폐암의 조기진단은 용이하지 않으며 다른 어떤 암보다도 늦게 발견되는 경우가 많고 발견 시 많이 진행되어 완치기회를 놓치는 수가 많으므로 위험도가 큰사람들 즉, 담배를 많이 피우거나 공해가 심한 작업장에서 일하는 사람들은 매년 폐기능 검사와 흉부 컴퓨터단층촬영을 시행해야 한다. 일단 폐암의 진단을 받게 되면 폐암의 조직학적 형태와 진행정도에 따라 외과적치료 등 치료방침을 결정하게 된다.

폐암은 조직학적으로 소세포 암과 비소세포 암으로 분류되는데 소세포 암은 대개 항암 화학요법과 방사선 치료에 잘 듣는 암 종이나 성장 속도가 빠르고 치료에 대한 내성도 잘 생겨 처음부터 잘 계획하여 항암치료를 시행하여야 한다. 반면 비소세포 암은 항암제나 방사선 치료에 잘 듣지 않아 조기진단을 하여 외과적 절제를 하는 것이 유일한 희망이나 실제로 수술이 가능한 폐암은 전체 폐암의 20%정도에 불과하다고 한다. 이와 같이 폐암은 조기에 발견하여 치료하기가 어렵기 때문에 폐암을 이기는 가장 좋은 방법은 예방이라 할 수 있다. 폐암의 가장 큰 단일 원인인 흡연을 금지함으로써 예방할 수 있음은 주지의 사실로 담배를 끊는 것이 가장 중요할 것이다. 폐암 발생의 위험은 하루에 피우는 담배의 수에 비례한다. 즉 담배 1개피 당 폐암발생 위험도는 1배씩 증가한다고 생각하면 된다. 하루에 1갑을 피우는 사람은 전혀 안 피우는 사람이 폐암에 걸릴 확률보다 20배가 더 높다. 흡연기간이 길수록 그리고 깊이 들이 마실수록 폐암의 위험이 더 커짐은 두말할 것 없다. 더구나 담배는 폐암뿐 아니라 구강암, 후두암, 식도암, 방광암, 췌장암 등도 일으키며 이들은 깊이 들이 마시지 않는 사람에게도 생기는 암 종임을 명심해야 한다. 흔히 노인 연령에서는 호흡기 질환이 있더라도 나이 들면 당연히 생기는 것으로 치부하여 정확한 진단과 치료를 피하는 경향이 있으나 적절한 진료를 통해 훨씬 건강하고 활동적인 삶을 살 수 있으므로 적극적으로 대처하는 것이 바람직하다.

6. 노인 소화기질환(Digestive disorders)

노인에 있어서의 소화기질환은 청·장년과 다른 특성이 있다. 첫째 노화에 따라 그 빈도가 증가하는 질병(궤양, 암, 혈관성 질환 등)이 있으며, 둘째 여러 질병을 동시에 갖는 경우가 많고, 셋째 소화기능의 저하가 동반되며 내장감각도 둔화되고, 넷째 저작기능이 감소되며 식욕이 저하되어 영양의 불균형이 올 수 있고, 다섯째 증상이 비정형적으로 나타나는 경우가 많으며, 여섯째 약물복용의 유순도가 떨어지고 여러 가지 약을 동시에 복용하는 경우가 많아 부작용이 많다.

ㄱ. 구강질환(Oral disorders)

많은 노인들이 치아손실과 치주질환이 있어 이러한 노인의 약 20%에서 구강 건조를 호소하며, 당뇨병, 탈수 및 급성 감염이 있거나 항히스타민과 신경안정제, 고혈압치료에 많이 사용되는 이뇨제 등의 약물을 복용할 때도 발생한다. 또한 많은 노인이 미각장애를 호소하기도 한다. 가장 흔히 호소하는 구강질환은 구취(Bad breath)로서 약 50%이상의 성인에서 경험하게 된다. 구취의 원인은 구강 및 치아와 치주질환으로부터 비강질환(축농증 등), 상기도질환, 소화기질환(위식도 역류질환), 간질환, 콩팥질환, 당뇨병 등 매우 다양하나 대부분은 구강에 그 원인이 있다. 구강 내에는 정상적으로 수억 마리의 각종 세균들이 살고 있으므로 개인 구강 위생(양치질 등)을 게을리 하는 경우 입 속에 남아있는 음식물 찌꺼기 등이 부패되어 악취가 나게 되는데 이를 생리적 구취라고 하며 이는 일상생활과 밀접한 관계가 있다. 그러나 연령이 증가함에 따라 구취의 빈도도 증가되며 여성들은 생리기간이나 임신 중에 구취가 나타나기 쉽고 금식 중에 구취 발생이 증가된다. 아침에는 잠자는 동안 구강 세균에 의해 일시적으로 구취가 나타날 수 있으나 구취가 지속되면 병적인 원인을 찾아보아야 한다. 흡연은 담배 연기에 구취의 원인 물질인 황화합물이 포함되어 있고, 침의 분비까지 감소시켜 구취를 더욱 심하게 하여 구취의 중요한 원인중 하나이며 수면제 등의 약물은 구취 발생을 증가시키기도 한다. 또한 직접적인 원인이 아니라도 식도에 음식물이 남아 있거나(식도 게실, 식도 협착 등), 위에 음식물이 오랫동안 남아있는 경우(위 및 십이지장 질환)에도 트림과 함께 구취가 발생할 수 있다. 병적인 구취가 의심되면 먼저 일반적인 치과검사가 필요하며 지속될 때에는 이비인후과와 내과적인 검사를 받는 것이 좋다.

구취를 없애기 위해서는 무엇보다 구강 위생을 철저히 해야 하며 규칙적이고 적절한 양치질이 중요할 것이다. 치과에서는 매식사 후 양치질을 하되 치아만 닦지 말고 잇몸과 혓바닥도 같이 닦는 것을 권하고 있다. 또한 구취 발생에 직접적으로 관련된 요인들을 찾아내어 제거하고 구취를 일으키는 근본적인 질병이 있는지 확인하여 이에 대한 치료를 해야 하며 금연하고 식생활을 개선하는 노력이 필요하다. 즉 고사리, 고추, 겨자류, 달걀, 마늘, 양파, 파 등 구취의 원인 물질로 알려진 황화합물이 많이 포함된 음식물의 섭취를 줄이고, 훈제 고기나 술과 당분 등의 섭취를 자제하고 과일, 야채 등 저지방 고섬

유식을 하도록 노력하며 물을 자주 마시도록 하여야 한다. 일반적으로 구강이 건조하면 침의 분비가 감소되어 구취가 심하게 되는데, 나이가 들수록, 코를 심하게 골거나 입을 벌리고 자는 경우 구강건조가 심해지며, 틀니를 끼는 환자는 잘 때 반드시 빼야 하고 정기적으로 틀니를 소독해야 한다. 구취의 예방을 위해서는 치과에서는 정기적인 구강검사(6개월마다)를 권하고 있으며 앞서 언급한 바와 같이 구취를 유발할 수 있는 음식물 섭취의 조절과 금연, 금주가 중요하며, 편안한 마음을 유지하도록 노력해야 한다. 우유보다는 유산균 음료인 요거트가 좋으며 사탕보다는 비타민 C가 좋고 커피대신에 녹차나 국화꽃잎차 등을 마시는 것이 좋으며 구강청결제로 입안을 가글링하면 입냄새를 없애는데 도움이 된다.

최근 노인의 구강 위생이 폐렴 발생과 관계있음이 보고되고 있으며 일본에서는 구강 위생이 노인들에게는 생사가 달린 문제가 될 수 있다는 보고도 있다.

ㄴ. **식도질환(Esophageal disorders)**

노인에서는 상부 식도괄약근의 압력이 감소되며 이차 연동운동의 진폭이 감소되어 연하곤란이나 위식도 역류질환이 잘 나타난다. 연하곤란은 인두부의 기능 장애로 유발되는 구강인도성 연하곤란과 식도의 연동운동 이상으로 유발되는 식도성 연하곤란이 나타난다. 특히 노년기에는 뇌졸중, 파킨슨씨병, 식도암 등의 병으로 연하곤란이 유발될 수 있으므로 연하곤란이 발생한 경우는 다른 중한 병이 원인이 되지 않는지 각별한 주의가 필요하다. 위식도 역류질환의 약물치료는 3-6개월간 시행하고, 드물지만 내과적 치료에 반응하지 않을 경우 내시경치료나 외과적 치료를 고려하기도 한다. 무엇보다도 식이요법과 더불어 규칙적인 운동 그리고 스트레스의 해소가 중요하며, 취침 시에 베게를 높게 하고, 꼭 끼는 옷을 입거나 복부에 압력을 주어서는 안 된다. 특히 술과 담배를 금해야 하며 기름기가 많은 음식, 신음식과 커피, 콜라 등 카페인 함유 음료와 고추, 후추, 초콜릿, 껌 등을 삼가고 식사 후 적어도 3시간 내에 잠자리에 들지 않도록 한다. 일반적으로 치료에 대한 반응이 좋은 편이나 질병의 특성상 재발하기 쉽고, 잘못된 생활습관으로부터 발생하는 경우가 많으므로 약물치료와 생활습관의 교정은 반드시 병행되어야 할 것이다. 치료뿐 아니라 예방적인 목적을 위하여도 과식은 피하고 지방의 함량이 높은 음식을 피해야 하며, 복부비만은 복압을 상승시켜 역류를 유발할 수 있으므로 규칙적인 운동을 하여 적절한 체중을 유지하는 것이 중요하다. 기타 바렛식도, 식도게실, 식도열공 허니아, 식도 이완불능증 그리고 식도암 등이 노인에 많은 식도질환이다.

ㄷ. 위질환(Stomach disorders)

노인에게 있어 위의 변화로는 위산분비의 감소, 위 점막 방어인자의 감소, 위 운동기능의 감소, 포만감의 증가 및 식욕저하 등이 있을 수 있다. 노년기에는 헬리코박터(Helicobacter pylori)라는 위에 서식하는 세균의 감염이 오랜 기간 지속된 경우가 많고, 그 외 다른 병으로 인한 비스테로이드성 소염진통제의 장기 복용이 흔해 위의 병이 흔해진다. 호발하는 병변으로는 위축성위염, 소화성 궤양, 위용종 및 위암 등을 들 수 있다. 특히 위궤양의 경우는 증상의 발현이 늦고 약하게 나타나 진단이 늦어지는 경우가 많으므로 위출혈 등의 합병증의 빈도가 높아지며 이에 따른 사망률도 증가하게 된다. 또한 소염진통제를 복용하고 있으면서 이전에 위궤양을 앓았던 경우는 재발의 위험이 매우 높으므로 의사와 상의하여 약을 조절해야 한다. 위질환의 치료는 약물 요법과 식이 요법으로 나눌 수 있으나 식사내용에 대해서 지나치게 주의를 하는 것은 오히려 정신적인 부담이 되며 위에 나쁜 영향을 줄 수 있다는 점을 염두에 두어야 한다. 기계적으로 위를 자극하지 않게 과식, 과음을 피하고 간식을 먹지 않으며 식사시간을 규칙적으로 지키는 것이 좋다. 또한 너무 뜨겁거나 찬 음식물도 좋지 않으며 위를 자극하는 알코올 음료나 향신료, 커피, 담배 등은 더더욱 피해야 한다. 위질환의 예방을 위해서는 규칙적인 식생활이 중요함을 늘 염두에 두어야 하는데 특별히 주의해야 할 음식으로 1) 짜고 매운 음식(소금, 고추가루, 후추, 겨자), 2) 알코올 또는 탄산음료, 3) 커피, 홍차 등 카페인 함유 음료, 그리고 4) 담배 등은 피하도록 하는 것이 좋다. 약물치료는 대표적으로 위산분비를 억제하여 위점막의 염증과 궤양을 호전시키는 방법이 사용되며 궤양의 경우 헬리코박터 파이로리가 검출된 경우는 이 세균을 제거해야 궤양의 완치와 재발 방지를 도모할 수 있다. 일반적으로 대부분의 위질환들은 특이성이 낮아 증상만으로 질병을 예측하기 어려운 경우가 많기 때문에 유사한 증상을 가지고 병원을 방문한 사람이 급성 위염으로 진단되기도 하고, 궤양 또는 암으로 판정되기도 한다.

위암은 특히 우리나라의 암 사망률에서 1위를 차지하는 공포의 대상으로서 그 원인은 대개 식생활습관에서 온 것으로 학자들은 주장하고 있다. 위암은 미리 경고해 주는 증상이 뚜렷이 없거나 그 증상이 소화성 궤양과 비슷하여 거의 구별하기가 어렵다. 조기 진단이 치유의 유일한 길이므로 40세가 넘으면 매년 위내시경이나 위장 조영술을 권한다. 위암의 예방을 위한 식생활 개선 또한 중요하다. 즉 음식물에 포함된 질산염과 아질산염을 피하여야 한다(핫도그, 베이컨, 햄 등은 제조과정에서 이들 화학품을 방부제로 사용하는 경우가 많고 이들은 위와 장에서 단백질과 반응하여 강한 발암물질인 나이트로소아민을 형성한다). 또한 비타민 C를 많이 섭취하여야 한다(비타민 C는 나이트로소아민의 발암효과를 중화한다). 짠 음식을 적게 먹고 소금에 절인 음식을 가급적 피한다. 과식을 하지 않아야 하며, 담배를 피우지 말아야 한다. 위암은 일단 진단을 받으면 가능한 수술을 하는 것이 순서이며, 수술 후의 문제는 의사의 지시에 따르는 것이 현명하다. 따라서 자신에게 불편감이 있을 때에는 전문의를 찾아가 내시경 등의 정밀한 검사를 받는 것이 중요하다.

ㄹ. 소장질환(Small intestinal disorders)

소장은 소장 자체의 기능변화는 적으나 신경 세포 총량은 감소되며, 십이지장궤양, 급성 장간막 허혈증, 복부협심증 등의 빈도는 증가한다. 노인 십이지장궤양은 헬리코박터(Helicobacter pylori) 감염과 밀접한 관계가 있으며 비스테로이드성 소염진통제를 복용하는 노인에서 그 발생이 증가한다. 십이지장궤양의 진단과 치료는 젊은 사람과 다르지 않으나 출혈과 같은 합병증이 생기기 쉬우므로 주의를 요하며, 진통 소염제의 남용이나 불규칙한 식사습관, 흡연 그리고 심한 스트레스 등을 지혜롭게 피하는 것이 중요하다. 드물게 흡수장애 증후군이 나타나기도 하는데 노인에서는 장운동의 저하와 함께 소장 내 세균이 과다 성장할 수 있고 이로 인해 흡수장애 증후군이 생길 수 있으며 그 결과 식욕저하, 체중감소, 설사 등의 증상이 나타날 수 있고 비타민 및 철분 등의 결핍이 유발될 수 있다.

ㅁ. 대장질환(Colon disorders)

대장운동성의 변화는 미미하나 직장 팽창에 대한 지각이 떨어져 변비와 변실금이 증가되는데 변실금은 설사와는 구별되어야 하며 때로 노인에서의 설사가 심한 기능장애를 초래할 수 있으므로 주의해야 한다. 또한 노인에서는 대장 게실증의 빈도가 증가하나 대부분 무증상으로 진행되고 허혈성 장질환과 혈관 이형성 등이 증가되며 허혈성 장질환도 노년기에 흔한 질환 중 하나로 대부분 쉽게 호전되는 병변이지만 허혈성 대장염이나 때로 장경색으로 진행되어 치명적인 상태를 유발할 수 있으므로 고혈압, 동맥경화증 등의 심장병 환자나 당뇨환자는 정기적인 검사와 주의를 요한다. 고령의 환자에서 갑작스런 복통을 동반한 혈변이 발생할 때는 허혈성 대장염을 생각해 봐야 한다. 임상적으로 관심을 가져야하는 것은 용종과 대장암의 증가이다. 최근 대장질환의 증가와 더불어 대장용종의 발생빈도도 급격히 증가되고 있는데 대장용종은 연령증가에 따라 증가하며 남자에서 여자보다 2-3배 많이 발생한다. 대장용종은 과형성 용종과 염증성 용종 그리고 선종으로 구분되며 과형성이나 염증성 용종에서는 암이 발생하지 않으나 선종은 대장암의 전암 병변이므로 반드시 제거해주어야 한다. 선종은 조직학적으로 관상선종과 융모선종으로 나누는데 특히 융모선종이 대장암의 위험성이 높으므로 노인의 경우 정기적인 내시경 검사를 권하며 필요시 내시경적 용종절제술을 권한다. 허혈성 장질환도 노인 질환 중 하나로 대부분 가역적인 허혈성 병변이나 허혈성 대장염이나 때로 장경색으로 진행되어 치명적인 상태를 유발할 수 있으므로 고혈압, 동맥경화증 등의 심장병 환자나 당뇨환자는 정기적인 검사와 주의를 요한다.

최근 대장암의 발병률이 급격히 증가하고 있는데 이는 음식습관의 서구화와 관계가 깊다. 대장암의 발병위험이 높은 경우는 나이가 많고, 형제간에 대장암 환자가 있는 경우(발병가능성이 2-3배 증가됨), 다발성 대장용종의 가족력이 있는 사람, 대장 및 직장에서 용종이 있는 사람, 궤양성 대장염, 크론씨병 등 만성 염증성 장염이 있는 사람, 고지방, 저섬유 식사를 즐기는 사람, 숯불고기를 즐기는 사람, 평소 장운동이 원활치 못하고 변비가 심한 사람, 석면이나 접착제를 취급하는 직업을 가진 사람에서는 정기적인 검사가 필요하다. 대장암도 일찍 발견하면 수술로서 완치될 확률이 매우 높은 암으로서, 가격이 저렴하고 경제적인 검사는 대변검사를 통한 잠혈검사이다. 즉, 대변내의 아주 미량의 혈변을 측정하는 것으로 50세 이후에는 정기적으로 하는 것이 권장되고 있다. 그러나 현재까지 대장암 진단에 가장 정확한 검사방법은 대장내시경으로 우리나라를 비롯한 선진국에서는 대장암의 조기진단을 위한 기본검사로 자리를 잡고 있다. 특히 대장내시경은 검사를 진행함과 동시에 용종제거술을 시행할 수 있어 대장암의 진단과 예방을 함께 도모할 수 있다는 장점도 있어 선별검사로서 선호되고 있다. 대장 및 직장암은 식이 습관과의 관련이 가장 많은 암으로서 고지방, 저섬유 식사를 즐기는 사람에서 특이 발병율이 높다는 사실을 명심하여야 할 것이다. 특히 소고기, 돼지고기, 양고기 등 동물성 지방이나 포화지방이 많이 함유된 식품을 많이 섭취하는 과지방식 및 고 칼로리식은 장내 세균 혹은 체내 호르몬 대사의 이상을 초래하게 되면서 대장 및 직장암의 발생을 촉진시킨다고 알려져 있으며, 반면에 채소, 과일 및 곡류 등 섬유질이 풍부한 음식이나 규칙적인 운동은 장배설물의 장내 체류시간을 단축시킴으로써 대장암의 발병을 억제시키는 보호요인으로 작용한다. 평소 장운동이 원활치 못하고 변비가 심한 사람에서는 장내에 배설물이 머무는 시간이 길어지므로 발암물질이 체내에 흡수될 기회가 많아져 장암의 발생이 증가될 수 있으므로 평소 장운동이 활발하도록 정기적인 운동을 하고 변비가 생기지 않도록 식이습관을 바꾸는 것이 또한 중요하다. 일단 대장암으로 진단이 되면 수술이 최선의 방법이고 이로써 약 50%의 환자에서 완치를 기대할 수 있다.

ㅂ. 간질환(Liver disorders)

노인에서는 간세포의 노화로 인한 문맥역의 섬유성이 확대되며 간 동맥의 경화와 간소엽 용적의 감소 및 간피막의 섬유성 비후 등이 나타나고 간세포수는 감소되어 위축되며 지방 침착은 늘게된다. 간염과 간경변증은 우리나라의 특성상 노인에서도 많으므로 간염을 악화시킬 수 있는 요인(음주, 약물 오남용, 한약재나 보약 또는 건강식품 등 검증되지 않은 생약제)을 피하는 것이 중요하다. 무엇보다도 노인에서는 간혈류가 저하되어 약물대사(알코올의 배설 포함)가 감소된다는 사실을 인지해야 하며, 알코올성 간질환은 노인에서 약년자(30세 이하의)에 비해 심하게 나타남을 염두에 두어야 한다. 특히 알코올에 의한 간 손상은 술의 종류와는 무관하고 알코올의 양과 관계있으며, 여자와 바이러스성 간염을 가진 환자에서 알코올성 간질환에 취약하여 예후가 더 나쁘므로 주의를 요하고 일반적으로는 음식물은 골고루 균형 있게 섭취하는 것이 중요하며, 알코올 섭취를 줄이고 적당한 활동을 하는 것이 좋다. B형간염을 가지고 있는 경우는 절대 음주를 금해야 하며 증상이 없더라도 6개월에 한 번씩은 간에 대한 검진을 받아 간경화나 간암의 징후가 없는지 확인해야 한다. 또한 생약, 건강식품, 무절제한 한약 등 건강을 보호하기 위해 복용하는 것들이 간의 독이 될 수 있음을 잊지 말고 반드시 의사와 상의 후에 복용 여부를 결정해야 한다.

한편 간암의 빈도도 노인에서 높은데, 대부분은 간염 바이러스(B, C)에 의한 간세포의 파괴에 기인하며, 일부 알코올중독이나 간 내 기생충의 간염으로 간경화가 생긴 사람에서 발병한다. 간암 역시 조기 발견이 중요하며 이를 위해서 간염 바이러스 보균자는 정기적으로 복부 초음파와 간기능 검사 등을 받는 것이 좋다. 간암은 조기에 발견되면 고주파온열 요법이나 수술적 절제로 치유가 가능하며 때로 간경화증이 심하거나 종양이 다소 퍼져 있어 수술이 어려운 경우라도 간동맥을 통하여 항암제를 주입하고 암이 있는 부위로 가는 동맥을 차단하는 색전술이 많은 도움을 준다. 간이식이 최근 많은 발전을 보고 있으나 간암의 경우에는 크게 성공적이지 못하며 색전술의 생존율과 간이식의 생존율 사이에 별 차이가 없다고 보고되고 있다.

ㅅ. 췌장질환(Pancreas disorders)

노인에서는 췌장크기가 감소할 뿐 아니라 췌관의 증식 및 췌장효소의 감소 등의 변화가 생길 수 있으므로 내당성에 의한 당뇨와 급, 만성 췌장염 및 췌장암 등을 주의해야 한다. 노년기의 췌장염은 담석증과 연관되어 발생하는 경우가 많으며 중증 췌장염의 경우 사망률이 높기 때문에 상복부 통증 등의 증상이 나타났을 때 빨리 병원을 찾아 조기 진단과 함께 담석을 제거하는 시술을 받아 췌장염이 악화되지 않도록 해야 한다. 특히 췌장암은 우리 몸에 발생하는 암 중에서도 가장 예후가 나쁜 암 중 하나로서 아직 정확한 원인을 모르고 있으며 진단하기 매우 어려운 질환으로 위험인자를 조기에 찾아 예방하는 것이 매우 중요하다. 췌장암의 원인은 환경적 요인과 유전적 요인이 복합적으로 관여한다고 보며 만성 췌장염과 흡연이 위험인자로 알려져 있다. 최근 미 국립 암연구소의 연구에 의하면 노인들에서 비만이 췌장암 발병 위험을 높인다고 하는데 중증 비만인 사람들이 정상체중인 사람에 비해 췌장암 발병 위험이 45% 가량 높은 것으로 나타났으며 연구팀은 비만을 막기 위한 노력이 절실히 필요하다고 밝혔다. 췌장암의 증상은 황달, 복통, 체중감소 등이 대표적이나 실제 조기 진단은 매우 어려운 편이다. 치료는 수술적 절제가 절대적이나 진단 시 이미 수술이 불가능할 정도로 진전되어 있는 경우가 많아 예방을 위한 노력이 필요하며 일반적으로 장기간의 당뇨병력, 흡연력, 폐암이나 방광암의 과거력을 가진 노인은 증상이 없어도 췌장의 정기검진이 필요하고 당뇨의 적극적인 치료는 물론 금연하는 것이 중요하다.

○. 담낭 및 담도질환(Gallbladder and bile duct disorders)

노인에 있어 연령증가에 따른 변화로 담낭 상피의 위축, 담도벽의 비후 및 담즙산 합성의 저하로 담석의 발생이 증가하며 담도 감염증(담낭염, 담도염)도 잘 생기고 담도 및 담낭암도 우려된다.담낭은 간에서 만들어지는 담즙을 저장하는 장소로, 담즙은 이곳에 저장되어 있다가 총수담관을 통해 십이지장으로 운반되어 지방의 효소를 돕는데 담낭뿐 아니라 이러한 통로 어디에도 담석은 생길 수 있으며 나이의 증가에 따라 그 빈도가 증가한다. 구미에서는 인구 10명 중 1명꼴로 발생하는 매우 흔한 질환으로 미국에서는 매년 약 50만 명이 담석증으로 입원하여 약 6천명이 사망한다고 한다. 우리나라는 그보다는 발생 빈도가 낮으나 현재 점차 증가추세에 있으며 전체 입원 환자의 1.0%에 이르고 있고 남자보다 여자가 더 많이 발생하며 농촌보다 도시에 사는 사람들이 더 높은 발생 빈도를 보인다. 담석은 그 구성 성분과 형태, 원인에 따라 크게 콜레스테롤석과 색소석으로 대별되는데 그 발생기전은 종류에 따라 다르며 콜레스테롤석의 경우 유전적, 지역적 요소, 고령, 비만, 금식, 임신, 피임약 등이 원인이 된다. 한편 색소석도 유전적, 지역적 요소와 고령이 역시 원인이며, 갈색석은 담즙의 저류와 만성적인 세균이나 기생충(간흡충증)에 감염되어 생기게 되고 흑색석은 만성 용혈성 질환이나 간경화 때 흔히 발생하게 되는데 주로 담낭에서만 생긴다. 담석증의 대표적인 증상은 갑작스러운 심한 복통 발작이며, 이는 결석이 담낭을 빠져나와 담낭관을 막거나 총수 담관을 막을 때 주로 발생하고 구역, 구토와 황달을 동반하기도 한다. 이러한 복통은 과식 후, 특히 지방식을 한 후 2-4시간이 경과된 후 발생하며 상복부의 심한 통증으로 나타나는데 때로는 우측 어깨나 등으로 퍼져 나가기도 한다. 담낭염 및 담관염 또는 패혈증 등이 합병되는 경우에는 심한 발열과 심한 경우 쇼크나 의식장애 등이 있을 수 있다. 반면에 단순히 경한 소화 불량 및 복부팽만감 등이 나타나기도 하고 아무런 증상도 동반하지 않는 경우도 흔하다. 증상이 없는 환자에서 증상이 발생할 확률은 매년 1-4%이며 15년까지 누적 확률이 20%정도 올라가나 15년 이후에는 더 이상 증가하지 않는다고 한다. 담석증의 치료는 크게 약물요법과 수술요법으로 나눌 수 있는데 약물치료는 주로 콜레스테롤석일 때 효과가 좋고 색소석인 경우

거의 효과가 없으며 약물로 치료가 안 되는 담석증환자에게 경련과 같은 발작이 자주 생기면 담석제거 수술을 하는 것이 좋으며, 증상이 없는 환자에서는 반드시 치료가 필요한 것은 아니다. 담석증을 예방하기 위해서는 폭음, 폭식을 삼가고 섬유질이 많은 식사를 하며 규칙적인 식생활을 하는 것이 중요하다고 할 수 있다. 과식이나 지방식은 담낭을 수축하여 통증을 유발할 수 있으며, 일반적으로 콩 등 가스를 형성하는 음식이나 자극적이고 양념을 많이 한 음식 등은 제한하는 것이 좋다. 실제 담석증의 발생을 완전히 예방하기란 쉬운 일이 아니라, 담석증의 발생에 중요한 요인이 되는 당뇨병이나 비만이 있으면 이를 잘 조절하고 해소 시켜야 할 것이다.

한편 담낭 및 담도암은 흔치는 않으나 주로 60세 이상의 노인에게서 많이 발생하는 질환으로 특히 담도암은 동양인에서 많으며 담석과 담낭용종, 기생충(간흡충, 회충)이 담관암의 주원인이다. 그 증상은 소화장애, 복통, 체중감소와 황달이나 특별한 증상이 없는 경우가 많으며, 질환이 진행된 경우에는 복부에서 종양이 만져지는 경우도 있다. 최근에는 초음파검사와 CT검사 등으로 담낭 및 담관암의 발견률이 높아지고 있으나 여전히 조기 진단이 어려운 질환이며 다른 소화기의 암과 마찬가지로 수술로 암을 절제하는 것이 최선의 치료법이므로 가능한 조기에 진단하려는 노력이 필요하다. 예방을 위해서 담석과 담낭용종의 정기적 검진 및 적절한 치료가 필요하며 기생충감염 등 환경적 요인과 과음, 약물 그리고 비만 등의 위험 요소를 피해야 한다.

표 9. 담석의 식이요법

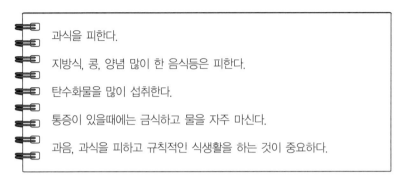

- 과식을 피한다.
- 지방식, 콩, 양념 많이 한 음식등은 피한다.
- 탄수화물을 많이 섭취한다.
- 통증이 있을때에는 금식하고 물을 자주 마신다.
- 과음, 과식을 피하고 규칙적인 식생활을 하는 것이 중요하다.

ㅈ. 노인 소화기질환 예방(Prevention)

노인영양의 위험요소는 치아상태 불량, 침 분비 감소, 소화효소 감소, 소화관련 기능 저하, 연동운동 저하, 미각과 후각의 감소 등의 신체적 요소를 들 수 있으며 경제력의 변화, 정신적 상태의 변화(우울증이나 치매 등), 과음으로 인한 식욕감소와 영양장애 그리고 약물 남용으로 인한 식욕부진, 위장장애, 변비 등의 부작용이 문제가 된다. 결과로 나타나는 문제점은 수분 부족과 탈수, 위장장애, 비만 또는 체중변화 그리고 변비 등으로 이러한 위험요소를 최소화하고 이기려는 노력이 필요하다. 무엇보다도 균형 있는 식사가 건강한 노년생활을 위해 중요하며, 가급적 기름기가 많은 육류는 피하나 생선이나 야채류를 많이 섭취하도록 하고, 조미료가 많이 들어가지 않게 하며 따뜻하고 연한 음식을 섭취하도록 하고, 싱겁게 먹도록 습관화하는 것이 중요하다.

결론적으로 소화기 장기는 노인이 되어도 기능이 비교적 잘 유지되나 노인이 되면 위험요소가 증가되고 발생빈도가 높은 소화기질환이 있다는 것을 잘 알고 있어야 한다. 일반적으로 전형적인 증상이 나타나지 않는 경우가 많으며, 타 장기의 기능저하나 여러 질환을 동시에 갖고 있어 진단이 늦고 예후가 불량한 경향이 있으므로 조기에 정확한 진단과 치료가 이루어질 수 있도록 노화와 관련한 소화기 장기의 생리적 변화와 질병 역학을 잘 알아 두어야 한다.

7. 심혈관질환(Cardiovascular disorders)

노화에 따른 심혈관계의 변화로는 심장의 변화와 동맥의 변화로 볼 수 있으며 심장은 심실, 판막, 근육 등에서 변화를 관찰할 수 있고 동맥벽은 비후되고 경화되는 변화를 보인다. 실제 젊은 사람에 비해 노인의 심혈관계 질환은 3-4배 많이 발생하는데 특히 혈압은 연령의 증가에 따라 직선적으로 증가한다.

ㄱ. 고혈압(Hypertension)

고혈압은 노인들에게 있어 가장 흔히 나타나는 질병 중의 하나라고 할 수 있으며, 나이와 관계없이 수축기 혈압이 140mmHg 이상이거나 이완기 혈압이 90mmHg 이상으로 지속되는 경우 고혈압으로 정의하고 있다(세계보건기구, WHO). 혈압은 연령의 증가에 따라 지속적으로 증가해 60대의 경우 57%이상이 고혈압으로 보고되고 있는데 (2003년 국민 건강영양조사) 이는 고혈압 자체가 증상이 없을 뿐 아니라 일반적으로 병에 대한 인식의 부족한 탓이다. 불행하게도 고혈압은 뚜렷한 증상이 없이 나타나며 여러 위험인자(고지혈증, 당뇨, 흡연)에 의해 악화될 수 있고 각종 장기(뇌, 심장, 신장)의 장해를 주는 합병증을 일으킬 수도 있다. 고혈압을 침묵의 살인자(silent killer)라고 부르는 이유도 여기에 기인한다. 뚜렷한 증상이 없어 우연한 기회에 혈압측정이나 기관손상으로 인해 병원을 찾았을 때 발견되는 경우가 많기 때문이다. 그러므로 항상 고혈압의 위험성을 염두에 두고 규칙적인 혈압 측정을 실시하는 것이 중요하다. 특히 노인 고혈압은 수축기 혈압이 높고 맥압(수축기 혈압과 이완기 혈압의 차이)은 더 증가하게 되며 일중 혈압의 변동이 많고 야간의 혈압하강이 적은 특성이 있음을 염두에 두어야 한다. 고혈압은 노인의 가장 중요한 사망 원인인 허혈성 심장질환과 뇌혈관질환의 중요 위험 인자로서 고혈압 환자의 경우 정상인 사람에 비해 말초 혈관질환의 발생빈도가 2배, 관상동맥질환 3배, 심부전 4배, 뇌졸중의 발생빈도는 7배나 높게 나타난다는 보고가 있다. 한편 고혈압을 악화시키는 인자로는 고지혈증, 당뇨, 흡연 등을 들 수 있으며 고혈압이 단독으로 있는 경우에 비해 심혈관계통의 질환으로 인한 사망률은 두 배에 달한다. 그러나 혈압은 적극적인 생활습관의 변화와 약물치료로 정상으로 유지할 수 있으며, 이러한 합병증들을 방지할 수 있다.

　노인에서의 혈압조절의 원칙은 일반적인 원칙과 같다. 고혈압 치료의 목표는 심혈관 및 신장관련 질환의 유병률을 낮추어 사망률을 낮추는 것이다. 65세 이상의 노인에게는 수축기 혈압조절이 중요한 목표가 될 것이다. 고혈압 치료의 중요한 수단의 하나로 생활습관의 교정이 있으며 이는 식염의 제한, 비만 시 체중의 감량, 음주 제한, 과일·채소섭취 증대, 콜레스테롤이나 포화지방산이 많은 음식의 섭취 제한이 도움을 줄 수 있다. 특히 충분한 감압효과를 얻기 위해서는 최소한 5주 이상의 식염 섭취를 제한해야 한다는 보고가 있다.

 최근 개정된 세계보건기구(WHO)의 고혈압 치료기준에 따르면 혈압이 정상 범위에 돌아올 때까지 용량을 조절해야 하며 주의해야할 점은 혈압이 정상 범위로 돌아왔다고 해서 임의로 약물 투여를 중단해서는 안 된다는 점이다. 혈압은 또한 식사, 운동, 스트레스 등 생활습관과 관계가 있다. 특히 흡연은 혈압을 상승시키는 대표적 물질일 뿐만 아니라 합병증의 발생과도 직접 관련이 있어 고혈압 환자가 흡연을 계속하면 동맥경화증의 촉진이 가속화되므로 반드시 끊어야 한다. 식사요법은 식염섭취의 제한, 칼로리 섭취의 제한 그리고 특히 콜레스테롤 등 지방 섭취를 제한해야 한다. 물론 금연과 술의 절제가 필요하다. 한국인의 일반적인 식염 섭취량은 1일 20g이지만, 고혈압 환자에서는 1일 10g내외로 줄일 필요가 있다(우리 식습관의 절반정도가 바람직하다). 그러나 극단적인 식염제한은 다른 영양소섭취를 방해하고 또한 함량을 일일이 계산하여 식사하기는 어려우므로 가급적 싱겁게 먹도록 하는 것이 중요하다. 또한 당분의 섭취를 제한하고 단백질의 섭취는 늘이는 것이 좋으나, 지방섭취는 줄여야 하고 비타민과 마늘, 양파 그리고 섬유질이 많은 야채, 과일 등은 많이 섭취하는 것이 좋다. 특히 비타민 C와 혈압은 반비례하므로 비타민 C를 섭취하는 것이 역시 바람직하다. 커피는 일시적인 혈압 상승을 일으키나 지속적인 혈압상승을 유발하지는 않는 것으로 알려져 1일 한두 잔 정도의 커피는 무방하다고 본다.

고지혈증과 비만의 경우 혈압을 상승시키고 동맥경화의 진행을 촉진시키므로 적절한 운동 등으로 체중을 조절하고 고지혈증을 낮추는 식이요법이 필요하다. 적절한 운동이란 1일 30분 이상의 몸에 맞는 운동(걷기, 달리기, 수영, 자전거 등)을 1주에 3회 이상 하는 것을 의미한다. 비만이 있는 고혈압에서 체중을 10kg 줄일 경우 수축기혈압이 25mmHg, 이완기 고혈압이 15mmHg 줄었다는 보고에서도 보듯이 정상체중을 유지하는 것이 중요하다. 이밖에 과도한 음주는 피해야 하며, 목욕할 때에도 급격한 온도 변화를 주는 냉·온탕의 교대욕이나 음주 후의 입욕 등은 삼가야 한다. 또한 건강한 사람도 정신적인 흥분이나, 과로 또는 환경의 변화에 따라 혈압이 올라가기도 한다는 사실을 명심해야 한다. 고혈압환자가 심한 스트레스로 인해 뇌졸중

표 10. WHO권장 고혈압 조절 계획

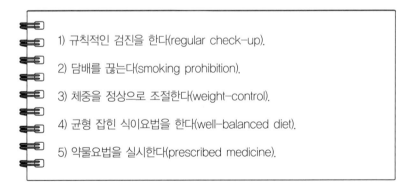

1) 규칙적인 검진을 한다(regular check-up).

2) 담배를 끊는다(smoking prohibition).

3) 체중을 정상으로 조절한다(weight-control).

4) 균형 잡힌 식이요법을 한다(well-balanced diet).

5) 약물요법을 실시한다(prescribed medicine).

(뇌출혈)을 일으켜 쓰러져 병원으로 오게 되는 경우를 임상에서는 때때로 경험한다. 이와 같이 고혈압은 많은 사람에 있어 건강의 위험인자가 될 수 있으므로 정기적인 혈압 측정과 평소 식생활 습관을 조절하며, 규칙적인 운동과 스트레스를 줄일 수 있는 방안을 찾는 등 생활태도를 근본적으로 바꾸는 것이 중요하다. 일부 노인에서는 기립성 저혈압이 많아 혈압약의 복용을 꺼리는 경우가 있는데 아무리 고령이라고 하더라도 약을 잘 선택한다면 이러한 염려에서 벗어날 수 있으며 고령자에 있어 고혈압의 치료로 뇌졸중이나 심부전의 예방을 포함한 사망의 위험을 감소시킬 수 있음을 명심해야 한다.

표 11. 고혈압 환자의 일반수칙

1) 규칙적인 생활을 한다.

2) 충분한 수면을 취한다.

3) 비만이 되지 않도록 주의한다.

4) 소금과 설탕을 제한한다.

5) 녹황색 야채, 녹즙, 해조류를 많이 섭취한다.

6) 술, 담배를 끊는다.

7) 변비에 걸리지 않도록 주의한다.

8) 화내지 않고 조급해 하지 않는다.

9) 규칙적으로 적당한 운동을 한다.

10) 목욕 시 냉·온탕을 번갈아 하거나 추위, 냉기는 피한다.

ㄴ. 동맥경화(Arteriosclerosis)

　동맥경화증이란 일종의 노화현상으로서 마치 오래된 수도관에 녹이 슬어 수도관이 좁아지는 것과 같이 동맥혈관이 오랜 세월 지속적으로 손상을 받아 지방 등이 혈관 벽에 쌓이고 벽이 굳어지며 동맥내경이 좁아지는 것으로 정도의 차이는 있지만 거의 모든 노인에게서 볼 수 있다. 인체의 동맥 혈관은 세 겹의 막 즉 내막, 중막, 외막으로 구성되어 있으며, 이들 내막이 손상되면 그 부위에 미세하게 혈액이 응고되고 염증세포도 쉽게 손상된 부위를 지나 혈관 벽으로 이동하고, 염증세포가 기단백을 포식하여 염증반응의 덩어리를 형성하는데 이를 죽상종이라 하며 이 일련의 과정을 동맥경화라 한다. 동맥경화증은 죽상경화증, 중피층 석회화경화증, 소동맥경화증의 3가지로 분류되며 죽상경화증이 가장 흔하다. 성인의 주사망원인인 심장질환과 뇌졸중은 동맥경화증이 원인이 되며, 심장질환은 협심증과 심근경색증으로 구분되고, 이들은 대부분 죽상 동맥경화증에 의해서 발생되어진다.

　동맥경화증의 발생에 중요한 영향을 미치는 위험인자로는 고지혈증 특히 고 콜레스테롤혈증, 고혈압, 흡연, 당뇨병 및 비만 등을 들 수 있는데 그 중에서 고지혈증은 식생활과 밀접한 관계를 가지고 있다. 특히 서구식 식생활과 관계가 있다고 볼 수 있으며, 운동부족이나 스트레스 그리고 특정한 약 등이 동맥경화를 촉진시킨다. 동맥경화증 자체는 상당히 진전되기까지 증상이 없으나 갑자기 혈관이 막히고 해당 장기의 기능이 저하되면서 심각한 증상을 야기하고 사망에 이르기도 한다. 발병 빈도가 고령일수록 높고 여자보다는 남자가 더 위험하며(여성호르몬 때문이다.) 유전성도 있으므로 가족력이 있는 경우 더욱 주의를 요한다.

동맥경화증은 침범된 장기에 따라 다양한 증상을 유발할 수 있으나, 주로 혈액공급의 부족으로 인한 허혈에 기인한 증상이 많다. 심장에 발생하는 동맥경화증은 협심증과 불안정성 협심증 그리고 심근경색으로 구분한다. 뇌로 가는 혈관에 동맥경화가 생기면 뇌졸중을 야기하여 두통, 현기증, 사지무력감 등의 증상을 나타내며, 후유증으로 반신불수나 언어장애 때로는 치매 등의 정신장애도 가져오게 된다. 동맥경화증은 단순 흉부 X-선으로 진단하기는 어렵고 심장질환의 진단을 위해서는 심전도, 초음파검사, 혈관조영술 등이 도움이 되며 뇌질환을 진단하기 위해서는 컴퓨터 단층촬영이나 자기공명영상검사 또는 뇌혈관조영술 등을 이용한다.

동맥경화의 치료로는 우선 혈류를 개통시키는 요법이 중요하나 개인이 할 수 있는 방법이 아니며, 동맥경화는 오랜 세월에 걸친 생활습관과 신체조건으로 인해 발생한 결과이기 때문에 일단 발생하면 원상으로 회복되기를 기대하기는 어렵기 때문에 사전에 예방하는 것이 더 중요하고 효과적인 대책이다. 동맥경화증을 예방하기 위해서는 고혈압, 고 콜레스테롤, 흡연, 당뇨, 비만, 스트레스 등과 같은 위험인자를 잘 알고 조절하는 것이 중요하다. 이들은 조절 가능한 인자로서 고혈압, 당뇨 등을 잘 다스리고 담배를 삼가고 규칙적인 운동을 하며 스트레스를 해소하는 것이 예방을 위한 중요한 요소이다. 고혈압은 정기적인 혈압 측정과 규칙적인 운동을 하고 스트레스를 줄이며 식사습관을 바꾸는 등 생활태도를 근본적으로 조절하는 것이 필요하다. 특히 콜레스테롤은 계란노른자, 우유, 육류 및 닭고기의 기름기와 동물의 뇌, 간, 콩팥, 염통 등 고기내장, 베이컨, 소시지, 햄 등 가공육에 많이 포함되어 있다. 또한 오징어, 문어, 장어, 게, 가재, 새우, 조개 등의 갑각류, 버터가 들어간 과자류, 푸딩 등에도 다량 함유돼 있으며 소, 돼지, 닭, 양 등 동물성 식품에도 소량의 콜레스테롤이 들어있으므로 이러한 식품을 과량 섭취하지 않도록 해야 한다. 식물성 단백질과 섬유질 섭취를 많이 하는 것이 콜레스테롤을 낮추는데 도움이 된다. 흡연 또한 동맥경화에 해롭다. 그러나 1년만 끊으면 동맥경화성질환 발생에 관한 위험도가 담배를 피우지 않은 사람과 같아진다고 한다. 따라서 너무 늦었다고 생각하지 말고 흡연을 중단하는 것이 바람직하다. 비만, 운동부족, 스트레스 등의 위험요인에 대하여는 고혈압의 생활 요법에 따라 조절할 것이며, 공격적이고 경쟁심이 강한 성향은 스스로 자제하도록 노력한다. 특히 노인에서도 가족력이 있는 사람일수록 철저히 조절해야 할 것이다.

ㄷ. **협심증과 심근경색증**(Angina, Myocardial infarction)

나이가 들어감에 따라 혈관 벽에서의 노화현상과 여러 위험 인자들의 증가로 인해 협심증과 심근경색증 등 허혈성 심장질환이 증가하게 된다. 심장근육에 혈액을 공급하는 관상동맥이 동맥경화증에 의해 협착이 생기면 필요한 혈액의 공급이 안 되고 이러한 혈액량의 부족으로 심근의 허혈 상태가 되면 흉통을 느끼게 되는데, 이를 허혈성 심장질환이라 한다. 비교적 건강하다고 생각해 온 사람들로서 정기적 건강검진에서도 특별한 이상 소견이 없었던 사람들이 아침 출근길이나 등산 시 또는 운동 중에 돌연사를 하는 환자들의 경우 거의 모두가 관상동맥 질환 즉 허혈성 심장질환으로 사망한 것이다. 허혈성 심장질환은 크게 협심증과 심근경색증으로 구별되는데 의료보험관리공단의 통계에 의하면 지난 10년간 관상동맥 질환이 6배 이상 증가하였으며 특히 40-50대 중년층의 돌연사가 급증하여 우리나라의 심장병 사망률이 4위에 올라 있다고 한다.

협심증과 심근경색증의 위험인자도 일반적인 동맥경화증과 마찬가지로는 고지혈증(콜레스테롤 220 이상, 중성지방 250 이상, 고밀도 콜레스테롤의 부족), 고혈압, 흡연(비흡연자에 비해 30배 위험하다고 함), 당뇨병, 비만, 운동부족 그리고 지나친 스트레스 등을 들 수 있다. 동맥경화도 노화현상의 하나로서, 사람이 늙어 갈수록 혈관도 함께 늙어 간다고 말할 수 있는데, 같은 연령이라도 위험인자가 있으면 빠르게 진행될 수 있고 여자보다는 남자가 더 위험하며(여성호르몬의 영향) 유전성도 있으므로 가족력이 있는 경우 더욱 주의를 요한다. 특히 성격에 따라 2배 이상의 위험도를 높일 수 있다고 하므로 평소 긍정적이고 낙천적인 사고를 갖도록 하는 노력이 필요할 것이다.

1)협심증 (Angina)

협심증은 심장에 대한 혈액공급이 부족할 때, 가슴 한복판의 답답

하고 불편한 증상을 호소하는 질환을 말하는 것으로서 심장의 혈액량의 부족으로 인한 허혈 때문에 발생하나 때로는 정상적인 혈액 공급에도 불구하고 과도한 산소 소모로 인해 협심증이 발생하기도 한다. 흔히 말하는 협심증은 심장에 혈액을 공급하여 주는 소위 "관상동맥"이 동맥경화에 의해 좁아져서 발병하는 것이다.

협심증은 증상이 매우 특징적이어서 증상을 자세히 묻기만 해도 대략적인 진단이 가능하나, 일반적으로 활동하지 않으면 증상을 느끼지 못한다. 계단을 올라가는 등 신체적 활동을 할 때 5분미만으로 짧게 나타났다가 안정을 취하면 이내 사라지는 것이 특징이며, 증상이 가슴 한복판에 나타나기도 하지만 정확히 표현하기 어려울 때가 많다. 흔히 가슴이 답답하고 조이는 듯하거나 짓누르는 듯한 불쾌감이라고 표현한다. 특히 추운 날씨, 식사 후, 아침 운동, 그리고 흥분이나 스트레스 등이 있을 때 잘 발생한다. 통증은 어깨, 양쪽 상박, 목, 견갑골사이로 전달되기도 하며 좌측의 통증은 손목까지 가기도 한다. 이러한 전형적인 증상과는 달리 초기 단계에는 혈관이 일시적으로 경련을 일으켜서 안정 시에도 협심증이 나타날 수 있는데 이를 이형 협심증이라 하며 노인에서는 특징적인 증상 없이 단지 숨이 차거나 심한 기침 등으로 나타날 수도 있어 주의를 요한다. 또한 동맥경화의 진행과정 중 죽상종의 내막이 파열되는 경우에는 순식간에 혈관의 내경이 좁아지거나 막히게 되므로 안정 상태에서 흉통을 느끼거나 흉통이 심해지고 오래 지속되어 위험하게 되기도 한다.

협심증의 진단을 위해서는 주의 깊은 병력의 청취가 중요하다. 갑작스러운 앞가슴쪽의 형용키 어려운 불쾌감이 간헐적으로 나타나고 이러한 증상은 운동과 관계되며 2-3분 지속되다 안정을 취하면 사라질 때 협심증을 의심해야 한다. 이때 니트로 글리세린을 사용하면 통증이 곧 사라지는 점도 진단에 도움을 준다. 전형적인 증상을 보이지 않을 때는 증상이 나타나기 이전에도 변화를 보일 수 있는 심전도나 심근의 수축력 또는 심근의 혈류 등을 검사해야 한다. 검사를 위해 운동을 시키거나(운동부하검사) 약물을 이용하여 허혈 상태를 유발하기도 하며, 핵단층촬영 등의 비혈관적인 검사가 있으나 직접 관동맥 조영술을 시행하여 관상동맥의 막힌 정도를 평가하므로 치료방법을 설정하는 것도 중요하다.

협심증의 치료는 개개 환자의 위험도에 따라 결정되며, 위험도 결정에 관계되는 검사지표로는 증상의 변화와 심한 정도, 협착된 혈관의 개수와 범위, 좌심실의 기능 등이 있다. 치료는 약물 치료와 협착된 혈관을 개통시켜주는 혈관 재개통 치료로 대별되며, 혈관 재개통 치료는 수술적 치료와 경피적 관동맥 중재시술 같은 비수술적 치료로 나뉜다. 일반적으로 환자의 상태가 중할수록 혈관 재개통 치료를 하는 편이 좋다.

협심증은 그 위험인자를 철저히 관리하면 사망률을 약 70% 감소시킬 수 있으므로 예방을 위한 생활요법이 중요하다. 되도록 육식을 줄이고 채식(브로콜리, 시금치 등 진한 녹색채소가 좋다.)과 마늘, 양파 등이 많이 들어 있는 음식을 많이 섭취하며, 연어, 대구, 정어리, 고등어 등 등푸른생선을 많이 섭취하는 것이 좋다. 절대적으로 금연해야 하며,

술, 커피 등을 자제하고 적당한 운동을 하는 것 또한 중요하다. 변비가 안 생기도록 하고, 당뇨병을 잘 조절해야 하며 고혈압환자는 철저히 치료를 받아야 한다.

2) 심근경색증(Myocardial infarction)

노인들에 있어서는 심근경색증을 가지고도 큰 통증을 못 느껴 특별한 경고 없이 실신하여 위험에 빠지는 경우가 있다. 심근경색은 심장근육에 혈액을 공급하는 혈관의 폐쇄로 인하여 심장근육이 괴사가 되는 상태를 말하며, 협심증과 달리 치사율이 높고 '심장발작'이라고도 한다. 급성 관상동맥폐색이 심근경색의 주요 원인이 되며, 95% 이상이 관상동맥경화증으로 인한 것이고 나머지 5% 미만에서 대동맥동맥류, 선천성 기형, 결핵, 매독, 또는 신생물 등이 원인이 된다.

심근경색의 통증은 협심증과 같은 성격을 가지고 있으나 더 심하고, 가벼워도 통증이 30분 이상 지속되며, 때로 1시간 이상 또는 1일 이상 지속되기도 한다. 때로는 호흡곤란이나 심한 피로감, 전신부종 또는 심계항진, 현기증 및 실신 등의 증상을 호소하기도 한다. 환자의 3-4%에서는 심부전이나 쇼크 등의 증세를 수반하기도 한다. 환자의 증상발병 후 1시간 이내에 병원에서 처치를 받으면 39.6%이상이 정상으로 회복될 수 있으나 시간이 경과될수록 예후가 나쁘고 24시간이상 경과된 후 병원에 내원 시 정상적으로 회복될 수 있는 확률은 11.6%에 불과하다고 하므로 증상이 의심되면 가능한 빠른 시간 내 병원에 가도록 해야 한다. 대부분의 경우 심근경색은 병력이나 증세만으로도 진단할 수 있으나, 가장 중요한 검사법은 심전도로서 특징적인 심전도 파형이 나타난다. 심전도에 의하여 경색 유무뿐만 아니라 경색의 부위나 범위까지도 진단할 수 있다. 혈액검사에서는 백혈구 증가나 혈침촉진이 나타나며, 심근 일탈효소인 CPK, ALP, LDH 등의 혈중농도가 증가한다. 이외 심초음파 검사, 운동부하 검사, 핵의학(동의원소)검사 등이 진단에 이용되며 관상동맥 조영술을 행하면 관동맥의 폐색부를 직접 검출할 수 있다.

심근경색의 치료로는 약물요법, 관상동맥 확장술, 금속망 삽입술, 관상동맥 우회로수술 등이 있으며, 절대안정(3-4주간)을 취해야 하고 통증 완화를 위해 모르핀 등의 진통제를 투여한다. 산소의 흡입이 도움을 주며, 심부전이나 쇼크를 동반했을 때에는 이에 따른 적절한 치료가 필요하다. 때로 부정맥(심실성기외수축, 심실세동)의 치료 및 예방이 필요하기도 하며, 방실블록에 대해서는 인공심박동이 필요한 경우도 있다. 중격천공이나 심실파열일 때에는 외과적 치료가 필요하며, 만성기에 심실류를 형성하여 심박출량이 떨어졌을 때도 외과적 치료가 필요하다.

심근경색 발생 후 1개월 내의 사망률이 5-10%이며, 사망시간은 24시간 내 30-50%, 3일 내 70%, 1주일 내 80-85%로써 이와 같이 허혈성 심장질환이 돌연사와 직접 관계가 된다는 사실을 명심하고 예방이 치료보다 더 효과적이고 쉽다는 사실을 생각하여 예방적인 생활습관을 갖도록 해야할 것이다. 예방을 위해서 동물성 지방의 섭취를 제한하며 스트레스를 받지 않도록 하고 절대적으로 금연해야 한다. 비만,

표 12. 미국 심장병학회에서 제안한 심장병 예방을 위한 생활습관의 개선

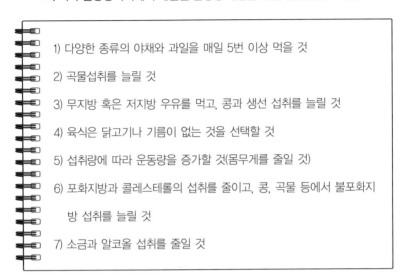

1) 다양한 종류의 야채와 과일을 매일 5번 이상 먹을 것

2) 곡물섭취를 늘릴 것

3) 무지방 혹은 저지방 우유를 먹고, 콩과 생선 섭취를 늘릴 것

4) 육식은 닭고기나 기름이 없는 것을 선택할 것

5) 섭취량에 따라 운동량을 증가할 것(몸무게를 줄일 것)

6) 포화지방과 콜레스테롤의 섭취를 줄이고, 콩, 곡물 등에서 불포화지
   방 섭취를 늘릴 것

7) 소금과 알코올 섭취를 줄일 것

고혈압, 당뇨병 그리고 고지혈증 등의 치료 등 일반적인 예방은 협심
증과 같다. 비활동적인 생활양식은 심장질환의 중요한 위험인자 중
하나이므로 규칙적인 운동이 중요하며, 적절한 운동을 하여 표준체
중을 유지하여야 한다. 음식을 싱겁게 먹도록 하고 되도록 가공식품
(햄, 소시지, 라면, 튀김 등)의 섭취를 피하여야 한다. 생선이 심장병 예방
에 도움이 된다는 보고가 있고 특히 등푸른생선에 EPA, DHA 등 불
포화 지방산이 포함되어 있어 혈전 형성을 방지하는 효과가 있다고
한다. 소량의 아스피린(1일 100mg이하) 복용이 위장장애가 없는 경우
예방에 도움이 되며, 노인에서 위험인자가 하나 이상 있는 사람, 당
뇨병, 고혈압, 고지혈증, 흡연자, 관상동맥질환의 가족력이 있는 경
우에 권한다. 특히 외부 환경 변화에 대한 적응력이 약한 노인들은

갑자기 추위가 닥치면 심혈관계질환에 걸릴 위험성이 높으므로 추울 때의 외출은 삼가는 것이 좋다.

8. 고지혈증(Hyperlipidemia)

노화와 더불어 호르몬 감소 등의 영향으로 지방을 분해하는 기능이 줄어들어 콜레스테롤과 중성지방이 증가하게 되는데 노인에서 이러한 고지혈증이 문제가 되는 것은 동맥경화증의 중요한 위험인자이기 때문이다. 어느 사이에 우리도 지방섭취가 과다한 사회가 되어 많은 사람들이 지방에 관심을 가지고 고지혈증에 대하여 걱정하게 되었다. 지방은 단백질, 탄수화물과 함께 식품의 가장 중요한 성분 중의 하나로서, 과잉 섭취하면 몸에 해로우나 실제 많은 역할을 하는 필수 영양소 중 하나이다. 우리나라 사람의 평균 지방 섭취률은 총 섭취열량의 약 20%이나 최근 식습관의 서구화와 더불어 조금씩 증가하고 있는 추세이다. 지방은 체내에서 효소와 염기에 의해 지방산과 글리세린으로 분해되어 에너지를 발생시키고 우리 몸의 주된 구성 성분이 되며, 지방산은 크게 포화지방산과 불포화지방산으로 나뉘어진다. 동물성 지방에는 콜레스테롤을 증가시켜 몸에 해로운 것으로 알려진 포화지방산이 많이 들어 있으며, 식물성 기름 중에서도 팜유와 코코넛 유, 마가린 등에는 포화지방산이 많다. 그러나 포화지방산이라고 반드시 나쁜 것만은 아니고 장 점막 세포의 건강에 아주 중요한 역할을 하기도 한다. 반면에 식물성 지방엔 몸에 좋은 것으로 알려진 불포화지방산이 많이 들어 있다. 불포화지방산은 세포막을 구성하고 뇌조직을 구성하는 중요한 요소이지만 체내에서 합성이 되지 않아 반드시 음식의 형태로 섭취해야 하는 지방산들이 있는데, 이를 필수지방산이라 하며, 리놀산(linoleic acid)와 리놀렌산(linolenic acid) 등이 속한다. 리놀산은 오메가 6 지방산에 속하며, 리놀렌산은 오메가 3 지방산에 속한다. 이들 필수 지방산은 우리 세포막을 구성하는 성분으로서의 작용이 중요하게 여겨지고 있으며, 특히 심장과 뇌의 동맥경화를 막아 주고, 염증을 감소시켜 회복을 빠르게 해주므로 아토피성 피부염이나, 타박상으로 인한 염증, 관절염 등에도 효과가 있다고 한다. 오메가 3는 호두, 호박씨, 등푸른 생선에 많고, 오메가 6는 식품에 더 풍부하여 옥수수, 콩, 해바라기 씨, 올리브 및 생선기름 등에 많다고 알려져 있다. 한편 마가린이 동물성 지방인 버터보다 심장에 더 해롭다는 보고가 있으며, 마가린과 같이 인공적으로 만들어진 지방을 트랜스지방이라고 한다. 즉 천연상태의 지방에 수소를 첨가해서 고형화시키는 과정에서 일부가 트랜스형으로 바뀌는데 이를 트랜스지방이라 한다. 또한 식물성지방을 튀길 때나 고체화될 때 식물성 지방이 동물성 지방으로 변할 뿐 아니라 이때 필수지방산까지 손상을 주기 때문에 동물성 지방보다도 더 나쁜 것이다. 우리 음식 중에는 호떡 등이 있고 서구에서 유입된 음식으로는 햄버거, 피자, 감자 튀김 등이 해당된다. 일반 기름에 들어 있던 불포화 지방산도 일부 그 구조가 변화되어 천연의 시스형에서 트랜스형으로 변화되기도 하나 대부분의 트랜스지방은 인공적이라고 할 수 있다. 트랜스지방이 나쁜 이유는 심장에 이로운 고밀도 콜레스테롤의 수치를 낮추고 심장에 해로운 저밀도 콜레스테롤의 수치를 높이기 때문이다. 특히 감자튀김이나 닭튀김과 같은 패스트푸드는 대부분 트랜스지방산이 많은 기름으로 튀기기 때문에 고지혈증을 많이 일으키는 것으로 알려져 있고, 팝콘과 도넛, 라면 그리고 스낵류의 과자 등에도 트랜스지방산이 많아 섭취를 제한할 필요가 있다.

고지혈증이란 혈중에 이와 같은 지방이 많아진 상태를 말하는 것으로서 특히 콜레스테롤 등은 동맥경화증의 발생에 중요한 영향을 미치는 위험인자의 하나이다. 혈청지질은 콜레스테롤(cholesterol), 트리그리세라이드(triglyceride), 인지질(phospholipid), 유리지방산(free fatty acid) 등으로 구성되어 있다. 지방질은 물에 녹지 않기 때문에 지방과 단백질의 결합체인 지단백질(lipoprotein)의 형태로 체내에서 이동하며 지단백질은 그 밀도에 따라 카일로마이크론(chylomicron), 초저밀도지단백(VLDL), 저밀도지단백(LDL), 고밀도지단백(HDL)의 4가지로 분류한다. 혈액내에서 콜레스테롤을 운반하는 지단백질 중 중요한 두 가지는 저밀도지단백과 고밀도지단백이다. 저밀도지단백-콜레스테롤(LDL-cholesterol)은 정상보다 높으면 심장병 발생이 높아지기 때문에 "나쁜 콜레스테롤"이라 불리우고, 고밀도지단백-콜레스테롤(HDL-cholesterol)은 오히려 심장병 발생을 낮추어 주기 때문에 "좋은 콜레스테롤"이라고 불리운다. 연령의 증가에 따라 이러한 지방은 증가하게 되는데 특히 폐경이후의 여성에서 저밀도지단백-콜레스테롤(LDL-cholesterol)의 현저한 상승을 보인다.

고지혈증의 원인은 유전적 소인인 일차적 원인과 식사나 약, 그리고 다른 질환 동반 시에 나타나는 이차적 원인이 있다. 가족성 고콜레스테롤 혈증의 특징적 소견은 나이가 들수록 빈도가 증가하며 이형 접합체형의 75%에서 관찰 된다는 점이다. 일차적 고중성지방 혈증은 대개 간에 의한 고밀도지단백 중성지방의 합성과 분비의 증가와 연관이 있다. 비만, 단당류와 포화지방산의 과도한 섭취, 비활동성, 음주, 인슐린저항성 등은 일반적으로 높은 중성지방의 혈중 농도와 연관이 있는 것으로 알려져 있다. 이차성 고지혈증의 원인으로는 당뇨병, 갑상선기능저하증, 신증후군, 신부전증, 황달, 그리고 음주와 이뇨제, 스테로이드제 등의 약물을 들 수 있으며, 식생활과 밀접한 관계를 가지고 있다.

　　고지혈증의 치료로는 식사요법과 고지혈증 유발인자의 제거, 운동 및 약물 요법을 들 수 있다. 치료의 목표는 콜레스테롤치 200mg/dl 이하로, 트리그리세라이드치는 150mg/dl이하로 유지하여야 한다. 식사의 원칙은 열량섭취 제한, 당질 제한, 지방섭취의 제한, 포화지방산의 제한, 알코올섭취의 제한, 섬유소섭취의 증가 등이다. 특히 피해야 할 콜레스테롤이 높은 음식은 계란노른자, 우유, 육류 및 닭고기의 기름기와 동물의 뇌, 간, 콩팥, 염통 등 고기내장, 베이컨, 소시지, 햄 등 가공육, 오징어, 문어, 장어, 게, 가재, 새우, 조개 등 갑각류, 버터가 들어간 과자류, 푸딩등이다. 그밖에 주의해야 할 식품으로는 견과류(땅콩, 호두, 잣)에 불포화지방산은 많으나 지방량과 칼로리가 많고, 사탕과 초콜릿 등은 단순 당질과 지방량이 많으므로 제한하는 것이 좋다. 한편 섬유질과 무기질이 풍부한 과일, 채소 등의 섭취를 많이 하는 것이 좋으며 마늘, 콩, 심해어류(대구, 연어, 정어리, 고등어)는 콜레스테롤을 낮추는 음식으로 알려져 있다. 예컨대 1960년대에 북극지방에 사는 에스키모인들의 심장병 사망률이 유럽인들에 비해 거의 10분의 1밖에 되지 않는다는 사실이 알려진 후, 이는 에스키모인들의 주식인 참치, 고등어, 꽁치, 정어리와 같은 등푸른 생선에 EPA와 DHA와 같은 성분이 많이 포함되어 있기 때문이라는 사실이 밝혀지면서 불포화지방산에 대한 관심이 높아지기 시작했다. 그러나 불포화지방산도 지나치게 많이 섭취하면 역시 비만을 유도할 수 있고 과량의 불포화지방산은 활성산소의 생성을 증가시켜 건강에 해롭다. 그러므로 포화지방산과 불포화지방산은 1대 2정도의 비율로 섭취하는 것이 이상적이라고 생각된다. 정상인에서는 이러한 식사요법의 주의만으로도 혈청 콜레스테롤을 3-14%까지 감소시킬 수 있다고 한다. 최근에는 트랜스지방의 해가 강조되고 있어 지방을 튀길 때에는 올리브유를 사용하기를 권한다. 실제로 음식을 먹으면서 불포화지방산과 포화지방산의 섭취 비율을 맞추기란 쉽지 않으나, 소위 항산화 물질이 풍부한 채소나 과일 그리고 생선을 많이 섭취하고 비타민 C등을 함께 섭취하는 것이 중요하다.

  이와 같이 고지혈증은 심장병이나 뇌질환을 일으키게 되며, 이러한 질병은 나이가 들어 사망의 주원인이 되는데 최근 우리나라에서도 급속히 증가되고 있으나 잘 관리하면 얼마든지 조절할 수 있는 질환이다. 대체로 혈청 지질이 높은 환자는 식사요법과 적절한 운동을 한 후 6주후에 혈청 지질을 측정하여 재평가하며, 혈청 지질이 정상 치로 돌아오지 못하면 약물치료를 고려해 보아야 한다. 약물 치료는 환자 개인의 특성과 동반된 질환에 따라 다르므로 반드시 의사의 지시에 따라야 한다.

9. 당뇨병(Diabetes Mellitus)

우리나라 '사망원인통계연보' 에 의하면 한국인의 사망원인 중 당뇨병이 다섯 번째(4.6%)에 해당된다고 한다(2008.11). 당뇨병은 췌장에 있는 세포에서 분비되는 '인슐린' 이라는 호르몬의 부족으로 인해서 유발되는 대사성 장애를 말하며, 우리 몸의 3대 영양소인 탄수화물, 단백질 및 지방대사에 장애를 일으키는 만성질환으로 높은 혈당과 미세혈관질환(망막질환, 신경질환, 신장질환 등) 및 대혈관질환(뇌졸중, 심근경색증 등)을 합병증으로 동반하는 병이다. 최근 노인의 인구가 늘면서 노인 당뇨병의 환자 수도 늘어나고 있는데 이는 췌장기능의 노화와 활동량의 저하 때문으로 생각된다. 노인의 당뇨병은 제2형(인슐린 비의존성)당뇨병이 대부분이나 점차 췌장 기능의 소실로 인슐린 의존성(제1형)으로 바뀌는 경우도 있다. 일반적으로 연령이 증가할수록 그 위험성이 증가하고, 여자보다 남자에서 더 많이 발생하며, 육체노동자보다 정신노동자에게 많고 비만한 사람에서 위험성이 높다. 일반적으로 당뇨병의 초기에는 증상이 없는 경우가 많지만 노인에서는 특히 전형적인 증상(다음, 다식, 다뇨 등)이 없는 경우가 많으므로 노인에서 뚜렷한 원인이 없이 잦은 피로와 체중감소, 손발 저림과 신경통 그리고 시력감퇴 등을 호소할 때 당뇨를 의심해 보아야 한다. 노인에서는 이와 같이 뚜렷한 증상이 없고 소변검사만으로는 판단하기 어려워 혈당검사로 확인하지 않고는 당뇨병의 진단이 어렵다. 미국 당뇨병학회(1997년)에서 제시한 당뇨병의 진단기준은 당뇨병의 전형적인 증상이 있고 식사시간과 관계없이 측정한 혈장 포도당 농도가 126mg/dl 이상, 8시간 이상 금식 후 혈장 포도당 농도가 126mg/dl 이상, 또는 75g의 경구 당부하 검사 후 2시간 혈장 포도당 농도가 200mg/dl이상 일 때 당뇨병이라고 진단한다. 당뇨병의 확진을 위해서는 공복 시 혈당과 요당의 측정 및 당부하 시험을 하는데, 당뇨병은 간단한 혈액 검사로 쉽게 진단할 수 있으나 당뇨병이 우리 몸의 모든 기관에 영향을 줄 수 있으므로 몸 전체의 기본적인 검사가 필요하다. 노인에서 발생되는 제2형 당뇨병은 '인슐린'을 생산하고는 있으나 정상보다는 상대적으로 부족하게 분비되는 상태로 식이요법만으로도 당뇨병을 잘 관리 할 수 있고 경구용 혈당 강하제로 도움을 받기도 하나 일부환자에서는 인슐린 주사가 필요하기도 하다. 대부분의 경우 환자들이 증상을 느끼지 못하거나 대수롭지 않게 생각하므로 혈관장애, 신경장애, 감염 등의 합병증(당뇨병성 망막질환, 동맥경화증, 말초신경염, 신부전증, 실명, 족부궤양)에 걸리게 된다. 그러므로 당뇨병의 관리에서 가장 중요한 것은 합병증의 예방 및 관리에 있다고 할 수 있다. 노인 당뇨도 발병한 연령에 따라 그 치료의 효과나 합병증의 발생에 차이가 있다. 당뇨병의 치료로는 식사, 운동, 그리고 약물요법을 들 수 있는데 적극적으로 당뇨를 관리하여, 이를 생활의 일부로 삼고 합병증을 예방하는 것이 중요하며 노인에서도 당뇨교육은 필수적이다. 당뇨병치료에 있어 가장 기본적인 것은 첫째로 식이요법으로서 원칙은 이상체중을 유지키 위해 적절한 칼로리를 섭취하는 것이며 노인에서는 무엇보다 식사의 정규성이 강조되어야 하고 이를 위해 의사와 당뇨병 전문영양사와의 상담이 필요하다. 둘째로 운동요법을 들수 있는데 운동을 함으로써 칼로리를 소모시키고 체내의 인슐린의 감수성을 증가시킬 수 있으나 노인에서는 가벼운 운동을 권하며 합병증이 이미 상당히 진행된 사람들이나 심장이 좋지 않은 사람들은 의사와 상의하여 적합한 운동을 찾아야할 것이다. 또한 식이요법과 운동요법으로 당의 조절에 실패한 사람은 약물요법(경구 혈당강하제와 인슐린요법)을 사용해야 하는데 약물대사도 노인에서는 젊은 사람과 다름을 염두에 두어야 한다. 당뇨병 관리에 있어서 가장 중요한 것은 정기적 검사와 교육으로서 환자와 보호자가 당뇨병 관리 방안을 스스로 행할 수 있도록 하는 철저한 생활습관과 단계적인 교육이라고 생각되며, 이를 위한 가족들의 협조가 필수적이고 노인에서는 삶의 질을 염두에 두어야 한다. 특히 식이요법은 당뇨병 조절의 70-80% 이상을 차지하며, 이를 시행하지 않고는 당뇨조절이 불가능하다. 식이요법은 적게 먹는 것이 아니며 음식의 종류와 칼로리를 계산해서 먹는 방법을 말한다. 당뇨환자에게 실컷 먹어서 좋은 음식은 거의 없고 당뇨환자가 절대로 먹으면 안되는 음식도 없다. 열량이 적은 음식으로 배부르게 먹은 후 열량이 높은 음식은 맛만 보는 것이 좋다.

표 13. 당뇨와 음식

1. 주의해야 할 음식

1) 단음식 : 사탕, 설탕, 엿, 꿀, 잼, 주스, 청량음료, 과일통조림, 단과자, 양갱, 젤리, 초콜릿, 케이크, 아이스크림

2) 기름진 음식 : 라면, 오뎅, 전, 튀김, 오징어, 새우, 생선알, 계란노른자, 잣, 땅콩, 깨, 호두, 참기름, 들기름, 콩기름, 간, 곱창, 닭껍질, 비계, 삼겹살, 마요네즈, 버터

3) 열량높은 마른음식 : 대구포, 북어포, 쥐포, 마른명태, 비스켓, 보리건빵, 건포도, 곶감

4) 술 : 소주, 양주 > 막걸리, 맥주

2. 약간 주의하여 칼로리를 계산하는 것이 좋은 음식

가지, 강낭콩, 녹두, 단무지, 당근, 도라지, 도토리, 무우, 묵, 양파, 연근, 완두콩, 우엉, 고추장, 된장, 커피, 홍차

3. 칼로리가 적어 혈당에 거의 영향이 없는 음식

갓, 고구마줄기, 고비, 고사리, 고추, 김, 김치, 깻잎, 냉이, 다시마, 더덕, 두릅, 마늘, 미나리, 미역, 배추, 버섯, 부추, 상치, 시금치, 시래기, 쑥, 아욱, 양배추, 오이, 우거지, 죽순, 취나물, 콩나물, 파, 호박, 겨자, 소금, 후추

4. 당뇨에 좋은 음식

1) 잡곡밥, 검은 빵 (정상인보다 적은량)

2) 고기, 생선, 두부, 우유, 달걀 흰자위 등의 단백질 섭취 (정상인보다 적은량)

3) 야채를 곁들이는 식사습관

4) 과일은 적당히 섭취 (1개 이하)

5) 규칙적인 식사, 여러 종류의 음식을 골고루 섭취

10. 노인 뇌질환

노인 인구의 증가와 함께 노인성 뇌질환도 크게 늘고 있다. 실제 노화에 따라 뇌의 부피와 무게가 감소하는데 특히 전두엽에서 현저한 뇌의 위축을 볼 수 있으며 세포골격이 변화하는 등의 변화가 오는데 이러한 형태학적 변화와 함께 인지기능(기억력 등)의 변화가 오게된 것이다. 그러나 뇌의 기능이 노화에 따라 현저히 나빠진다는 증거는 사실상 없다.

ㄱ. 뇌졸중 (Stroke)

뇌졸중이란 뇌혈관의 폐쇄 또는 파열로 인해 혈류를 통한 지속적인 산소 및 영양공급이 차단되어 생기는 즉 뇌 조직의 파괴에 의해 발생하는 신경계 증상을 나타내는 질환을 총칭하며 전 세계적으로 심장질환, 암과 더불어 주요 3대 사망 원인의 하나로써 흔히 '중풍'이라 불리우기도 한다. 뇌졸중은 크게 뇌혈관이 막히는 허혈성 뇌졸중(뇌혈전, 뇌색전, 일과성 뇌 허혈증)과 혈관이 터져 발생하는 출혈성 뇌졸중(뇌출혈, 지주막하 출혈)으로 대별되며 고혈압과 동맥경화가 대표적인 질환이고, 고혈압이나 동맥경화와는 상관없이 일어나는 뇌졸중현상이 간혹 있을 수 있으나 이런 것은 백혈병, 자반증, 혈액응고방지제의 과량 사용, 뇌의 선천적 동·정맥 기형 등으로 일어날 수 있는 것으로 극소수에 불과하여 노인의 뇌졸중과는 구별된다.

출혈성 뇌졸중에 속하는 뇌출혈과 지주막하출혈은 고혈압 등으로 인한 높은 동맥압의 직접적 영향에 의하여 야기되며, 허혈성 뇌졸중에 속하는 뇌경색과 뇌 허혈 발작은 뇌동맥 경화에 의하여 야기된다. 뇌졸중의 위험인자로는 고혈압, 심장병, 비만, 흡연(1.6배), 당뇨병(2배), 고지혈증, 음주(지주막하 출혈), 경구용 피임약(4-13배) 등을 들 수 있으며 연령증가와 병력(재발 위험률 10-20배)이 관계가 있다. 발생 빈도는 계절과 관계가 있어 계절이 바뀌는 시점, 특히 가을에서 겨울로 바뀔 때 그 빈도가 높아지는 데, 그 이유는 혈관이 기온의 변화에 의해 심한 수축 및 확장이 되기 때문이며, 따뜻한 곳에 있다가 차가운 곳으로 나가는 경우 정상적으로도 혈관이 수축하지만 고혈압 혹은 동맥경화가 심한 환자에서는 혈관의 탄력성이 매우 적어져서 혈관의 수축과 확장이 정상적으로 되지 못하여 혈관이 터지거나 막혀 뇌졸중이 발생하게 되는 것이다.

뇌졸중의 증상은 뇌의 어느 혈관에 이상이 생겼느냐에 따라 뇌의 각 부위별 본래의 기능이 소실되어 나타나므로 그 증상을 한두 가지로 요약 할 수는 없다. 그러나 모든 형태의 뇌졸중은 혈관질환의 특징인 급성으로 발생한다는 공통점을 갖는다. 또한 뇌졸중은 언어 중추에 이상이 오게 되면 언어장애, 발음장애, 실어증 등이 나타날 수 있고, 운동 및 감각 신경 중추가 파괴되면 반신마비 및 감각 소실이 오게 되며 균형을 유지하는 부위인 소뇌가 파괴되면 어지럼증 및 보행장애가 올 수 있고, 인간의 의식, 호흡 및 심혈관계의 중추인 숨골이라고 알려진 뇌간이 파괴되면 급발작성으로 사망하기도 한다. 대표적인 뇌졸중의 증상으로는 언어 장애, 편측 마비, 감각 이상, 시야

장애, 안면신경 마비, 구음장애 및 연하장애를 들 수 있다.

표 14. 뇌졸중의 대표적인 증상

한쪽 상하지의 힘이 약해진다.

말이 어둔해 지면서 마치 술이 취했을 때와 같은 발음이 된다.

언어 장애가 와서 말을 못하거나 상대의 말을 이해하지 못한다.

한쪽 상하지 또는 얼굴의 감각이 전과 다르다.

안면신경 마비가 온다.

한쪽 눈이 커튼을 쳐놓은 듯 컴컴해지거나 일측의 시야가 잘 안 보인다.

음식을 삼킬 때에 사래가 걸린다.

균형을 잡지 못하고 물체가 두 개로 보이며 어지럽다.

갑자기 심한 두통을 호소한 후 구토를 하고 의식을 잃는다.

뇌졸중의 진단에 있어 가장 중요한 것은 첫째 증상이 언제부터 어떤 양상으로 발생 하였는가 등을 환자 또는 보호자를 통하여 알아내는 것이다. 그리고 신경학적 검사를 통하여 대뇌, 소뇌 및 뇌간의 기능 등의 중추신경계를 평가하여 진단하게 된다. 자세한 분류 및 원인 인자를 밝혀내기 위해 여러 가지의 혈액 검사 및 방사선적 검사가 필요하며, 발생 부위의 이상을 확인하기 위해 뇌전산화 단층 촬영(CT) 또는 자기 공명 영상 촬영(MRI)이 필요하다.

일단 환자가 발생시 가정에서 지체하다 치료가 늦어져 치명적인 결과를 초래할 수 있으므로 가능한 빨리 환자를 병원으로 옮기는 일이 중요하며, 응급조치로는 환자를 편안히 눕히고 기도를 유지해 주며(토한 경우 토물이 목구멍으로 넘어가 기도를 막지 않도록 얼굴을 옆으로 돌림), 의식을 잃은 환자에게 약을 먹이지 말고 병원으로 이송토록 해야 한다. 뇌졸중은 신속한 치료(내·외과적 치료)로 신경 손상을 막는 것이 가장 중요하지만, 지속적인 치료와 적극적인 재활치료로 후유증을 최소화하는 것도 그에 못지않게 중요하다. 운동치료나 물리치료 등의 꾸준한 재활치료를 통해 운동신경 기능이 개선되어 환자의 약 70%에서 독립적인 생활이 가능한 수준까지 회복될 수 있다.

뇌졸중의 예방은 고혈압과 동맥경화를 예방하고 철저히 치료함으로써 가능하므로, 고혈압과 동맥경화의 여러 위험요인을 제거하여야 한다. 우리나라에서 1960년대와 1970년대에는 뇌출혈이 뇌경색보다 훨씬 많았으나, 1980년대 이후에는 뇌출혈은 감소하였으며 상대적으로 뇌경색의 비율이 증가되었다. 이러한 현상은 고혈압에 대한 인식이 높아진 반면, 고지혈증, 당뇨, 비만의 위험요인을 갖는 사람들이 늘어나고 있다는 사실을 반영해 준다. 무엇보다도 정기적 검진을 통한 위험 인자의 발견과 이에 대한 적절한 치료를 하며, 규칙적인 운동, 식생활 개선(고염, 고지방음식 절제), 그리고 생활 습관의 교정(흡연, 음주억제)이 중요하다.

특히 과도한 스트레스, 흥분(성교 등), 감염(감기 등), 추운 곳에의 노출 등을 피해야 하고 오랫동안 목욕을 하거나 더운 곳에서 탈진되지 않도록 주의하여야 한다. 뇌졸중은 일단 발생하면 원상회복이 어려운 만큼 평소에 관심을 가지고 스스로 관리하고 예방하여야 한다.

표 15. 뇌졸중의 예방법

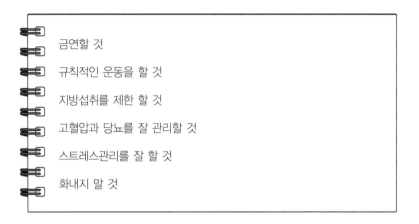

금연할 것

규칙적인 운동을 할 것

지방섭취를 제한 할 것

고혈압과 당뇨를 잘 관리할 것

스트레스관리를 잘 할 것

화내지 말 것

ㄴ. 치 매 (Dementia)

노인 인구의 증가와 함께 치매 유병률이 점차 늘어나고 있어 가장 큰 사회적 문제의 하나가 되고 있다. 치매란 뇌세포가 병들고 죽어가는 병으로 뇌의 변성이 점차로 진행되면서 만성적인 경과를 밟게 되어 기억력이 저하되는 등 지적기능이 상실되는 임상적 증후군을 말하며 65세 전후부터 70세의 노년기에 일어나는 경우를 노인성 치매라고 하며 예전에는 노망이라고 불리기도 했다. 치매는 1906년 Dr. Alois Alzheimer에 의해 처음 보고가 되었으며 넓은 의미에서는 지적 기능의 황폐화뿐만 아니라 행동과 인격의 변화를 초래하기도 하며 정서적 기능상실까지 진행되어 사회적 혹은 직접적 기능의 장애를 초래하게 되는 상태를 말한다. 치매 발생의 위험을 높이는 요인으로는 우울증(3배), 혼자 사는 노인(2.4배), 두부손상(2배), 담배(1.5배) 등을 들 수 있으며, 치매의 원인으로는 동맥경화, 성병 또는 금속성 물질(알루미늄 등) 등을 들 수 있는데, 머리를 너무 많이 쓰거나 적게 쓴 사람들에 잘 오기도 하고 자연적인 노화현상으로 온다고 보는 학자도 있다. 원인을 알 수 없이 나타나는 알쯔하이머병(Alzheimer)이 가장 중요시되는 치매중 하나이며, 뇌동맥 경화증이나 뇌혈관 장애로 인한 혈관의 다발성 경색 때문에 오는 혈관성 치매가 우리나라에 흔하고, 알코올 중독이나 외상에 의한 치매도 있으며, 드물게 픽병(Pick), 크루츠펠트-야곱병(Creutzfeld-Jacobs), 헌팅톤병(Huntinton) 또는 파킨슨병(Parkinson) 등에 의해서도 치매가 올 수 있다. 치매의 초기에는 몇 분 전에 있었던 일을 기억하지 못하는 건망증으로 시작되는 경우가 많으며, 초기에는 언어장애, 최근 사건에 대한 기억의 상실, 시간에 대한 지남력 상실, 길 잃어버림 등의 증상이 나타나나, 중기 단계에 들어가면 금방 일어났던 일이나 사람의 이름을 기억하지 못하고 혼자 생활하기 어려우며 청소나 요리 또는 장보기 등이 불가능해져 의존적인 경향이 증가되고 기본적 위생관리(화장실 등)가 안되며 길을 잃어버리고 시공간을 깨닫는데 문제가 생기게 된다. 말기에는 음식을 못 먹게 되며, 형제와 친척, 친구 그리고 자기 물건을 알지 못하고 상황에 대한 이해나 분석 능력이 없어지며 방향을 찾지 못하게 되고 대소변을 가리지 못하는 한편 사람들 앞에서 이상한 행동을 보이게 되고 결국 휠체어를 사용하며 침대 생활만을 하게 된다. 그 외 여러 가지 정신증상도 나타날 수 있는데 불안, 초조, 우울감, 수면장애, 심지어는 환각이나 망상이 동반되기도 한다. 이러한 치매환자의 진단을 위해서는 정확한 병력과 검사가 조사되어야 하며, 약 절반의 환자에서 정신적 문제를 동반하고 있어, 정상적인 노화나 우울증 또는 정신분열증 등과 감별진단을 해야 한다. 더욱이 약 20%에서는 조기에 진단하여 치료함으로써 증상이 호전될 수 있으므로 전문의의 진단이 중요하다. 치매환자의 치료를 위해서는 가족의 이해가 중요하고 사

표 16. 치매의 예방(서구)

1. 규칙적으로 활동, 간결하게 정리하는 습관을 가지자.

2. 대인관계에서 친화력을 가지고 대화를 많이 하자.

3. 스스로 적극적인 자세를 갖고 일을 하자.

4. 중요하다고 생각하는 일에는 집중을 하자.

5. 금연하고 금주하자.

6. 비타민, 녹황색 채소, 소량의 포도주를 섭취하자.

7. 머리 외상을 조심하자.

8. 혈관과 뇌세포질환의 위험인자를 철저히 관리하자.

9. 나이가 들수록 공부를 즐기자.

10. 약과 건강보조식품을 남용하지 말자.

11. 60세 이후 1년 한 번 기억력 검사 및 치매 진단 검사를 받자.

표 17. 치매의 예방(동양)

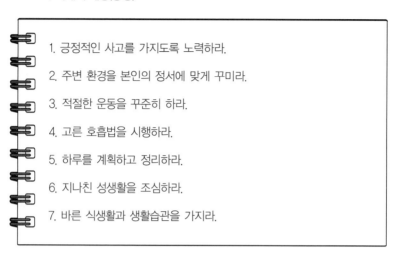

1. 긍정적인 사고를 가지도록 노력하라.

2. 주변 환경을 본인의 정서에 맞게 꾸미라.

3. 적절한 운동을 꾸준히 하라.

4. 고른 호흡법을 시행하라.

5. 하루를 계획하고 정리하라.

6. 지나친 성생활을 조심하라.

7. 바른 식생활과 생활습관을 가지라.

회환경적 치료도 중요하다. 그동안 치료를 위한 많은 약제가 시도되었으나 아직 뚜렷이 효과가 입증된 약은 없는 실정이며, 실제 치료 가능한 질병으로 인한 치매는 10-20% 정도이고 대부분의 노인들은 치매 이외의 다양한 신체적 질병을 지니고 있어 여러 가지 약물을 복용해야 하는 경우가 많음을 염두에 두고 치료에 임해야 한다. 증상이 심하지 않을 때는 기억력을 도울 수 있는 여러 조치들을 통해 환자의 일상생활이나 자존심을 유지하는데 도움을 주는 것이 좋고 상실된 기능을 보상하여 주고 남아있는 기능을 지지해주는 방향으로 주거환경을 조절해주어야 한다. 치매에 대해 아직도 완전히 알지 못해 치매의 완벽한 예방도 불가능한 현실이나 어느 정도 가능성을 낮추기 위해서 지속적인 교육과 절제된 생활(금연, 금주 등), 성인병 조절 그리고 비타민과 항산화제의 복용 등이 도움이 된다고 본다.

11. 노인의 배뇨장애(Voiding disorders)

남자나 여자나 노화와 더불어 많이 힘들게 되는 큰 변화 중 하나로 배뇨장애가 있다. 배뇨장애란 정상적인 배뇨형태를 벗어난 일체의 배뇨행위를 말하는 것으로 야간뇨, 빈뇨, 잔뇨, 절박뇨, 요실금 등이 이에 해당한다. 최근에는 생활양식이 변화되어 활동성이 줄고, 식생활도 서구화 되었으며 특히 평균수명이 늘면서 이러한 배뇨장애(여성 요실금, 과민성 방광, 남성 전립선비대증)가 노인들의 생활 질환이 되었고 점점 늘어나고 있는 추세이다.

ㄱ. 요실금(Incontinence)

요실금은 자신의 의지와 관계없이 때와 장소를 가리지 않고 소변이 배출되는 현상으로 나이든 여성의 30-45%정도에서 경험되는 일종의 노화현상이다. 방광과 요로 신경계 또는 요도괄약근 중 어느 하나라도 문제가 생길 경우 요실금 현상이 나타날 수 있는데, 여성은 남성에 비해 요도 길이가 짧고 임신과 출산으로 요도 괄약근이 약해져 요실금이 발생하게 된다. 요실금은 방광기능은 정상이나 분만이나 여성호르몬의 감소 등으로 골반근육이 약해져 복압이 증가할 때 증상이 나타나는 복압성 요실금(긴장성 요실금)과 방광이 과민하여 나타나는 절박성 요실금(방광염 등), 방광의 압력반사중추가 과민하여 발생하는 반사성 요실금(뇌척수수막류, 척추손상 등), 하반신 마비 때 발생하는 일출성 요실금 그리고 심인성 요실금으로 구분되는데, 가장 혼한 것이 복압성 요실금이나 절반 이상에서 절박성 요실금을 동시에 가지고 있는 경우가 많다. 요실금의 치료는 보존적 치료(약물치료, 골반운동, 전기자극 등)와 수술치료로 구분할 수 있으며 치료를 위해서는 요실금의 종류에 따라 치료방법이 다르기 때문에 정확한 진단이 중요하다. 증상이 심하지 않거나 비교적 젊은 복압성요실금 환자는 골반근육운동이나 전기자극을 이용한 바이오피드백 요법이 효과적이나 절박성 요실금 환자는 약물투여와 방광훈련이 도움이 된다. 요실금 증상이 가벼울 때는 이와 같이 보존적으로 치료할 수 있으나 증상이 심할 때는 수술을 받아야 한다. 요실금의 예방을 위해서는 활동을 시작하기 전에 방광내 소변을 보는 습관을 가지며 몸에 꼭 조이는 옷을 피하고 무거운 물건을 들거나 골반이나 관절에 무리가 가는 운동을 피하며 청량음료나 카페인이 포함된 음료를 삼가는 것이 좋다.

ㄴ. 과민성 방광 증후군(Irritable bladder syndrome)

과민성 방광 증후군이란 방광의 기능이 예민해져 본인의 의지와 관계없이 급하게 요의를 느끼고 소변을 자주 보게 되는 증상을 말하는 것으로서 빈뇨나 야뇨 그리고 절박뇨가 이에 해당하며 아직 정확한 원인은 모르나 수술이나 출산으로 인한 신경손상, 뇌신경계질환(뇌졸중, 뇌종양, 파킨슨씨병 등) 또는 전립선 비대증, 요도 협착, 급성 방광염 등의 질환이 있을 때 발병할 수 있다. 과민성 방광 증후군 역시 노인에 많아 60~70대의 40~50%에서 경험되며 여자에서 더 흔한 편이다. 일부 학자들은 방광근육이 예민해져 나타나는 절박성 요실금을 과민성 방광 증후군으로 정의하여 요실금의 한 종류로 보자는 주장도 있다.

과민성 방광 증후군의 치료를 위해서는 나쁜 생활습관과 배뇨습관을 고치고 방광 기능을 회복시키기 위한 노력이 필요하며 치료방법으로는 약물치료, 행동치료, 전기자극 및 체외자기장치료 그리고 수술치료를 들 수 있다. 약물치료는 방광수축을 억제하는 '항무스카린' 약물을 3-6개월 정도를 복용하는데 행동치료를 병행해야만 효과를 볼 수 있고, 행동치료로는 배뇨간격을 조금씩 늘려가는 방광훈련

표 18. 과민성 방광 증후군 자가 진단표

- 소변을 하루에 8회 이상 본다.

- 두 시간을 견디지 못하고 화장실에 간다.

- 밤에 잠을 자다가 소변을 보기 위해 2회 이상 일어난다.

- 소변이 마려우면 자제할 수 없고 때로는 소변이 흘러 속옷을 적신다.

- 외출했을 때 화장실을 찾는 것이 걱정되어 물이나 음료수 마시는 것을 삼가게 된다.

- 낯선 장소에 가게 되면 먼저 화장실 있는 곳을 확인해둔다.

- 근처에 화장실이 없을 것 같은 곳에는 가지 않으려 한다.

- 자주 갑작스럽게 강한 요의를 느낀다.

- 화장실을 자주 들락거려 일하는 데 방해를 받는다.

- 소변이 흘러 옷이 젖는 것을 대비해 패드를 사용한다.

과 골반근육 운동법이 있다.

과민성 방광 증후군의 개선을 위해서는 방광을 자극하는 음식이나 소변을 자주 보게 하는 음식, 즉 알코올, 담배, 카페인 함유제품(커피, 녹차 등), 탄산음료, 신 주스, 우유 및 유제품, 초콜릿, 꿀, 설탕, 인공 감미료 등의 섭취를 줄이는 것이 좋으며 가능한 체중을 줄이고 골반에 자극 주는 운동은 피하도록 한다.

ㄷ. 전립선비대증(Benign Prostatic Hypertrophy: BPH)

전립선은 남성의 정액을 만들고 저장하는 장기로서 방광 바로 밑에 붙어 있으며 내선과 외선으로 구분된다. 내선 한가운데로 요도가 통과하며 소변을 조절하는 요도괄약근과 정액배설구인 사정관이 있다. 전립선이 비정상적으로 커져 요도를 누르게 되는 전립선비대증은 남성의 배뇨장애 중에서 가장 높은 빈도를 차지하는 질환으로 대개 50세 전후에 나타나기 시작하여 60대에 60%, 80대에 80%에 이르는 노인에 흔한 질환이다. 우리나라도 인구의 고령화와 생활의 서구화로 전립선 비대증 환자가 점차 증가하고 있다. 전립선비대증의 주증상은 배뇨장애로써 배뇨시작하기도 시간이 걸리고, 소변줄기가 약해지며, 마칠 때까지도 시간이 걸릴 뿐 아니라 빈뇨와 야뇨도 생겨 밤에도 소변 때문에 잠을 설치기도 한다. 이를 장기간 방치하면 방광과 신장 기능에 이상이 생길 수 있으며 심한 경우 요독증 등의 합병증이 생길 수도 있다. 전립선비대증을 진단하기 위해서는 자가진단으로서 국제적으로 통일된 국제 전립선 증상점수표 검사를 해 볼 수 있으며 병원에서 직장수지검사나 배뇨기능검사 또는 경직장 전립선 초음파검사를 통해 진단할 수 있다. 세계보건기구에서 7가지의 질문으로 제정한 국제전립선증상점수표는 전립선비대증환자의 증상을 점수화하여 증상의 정도를 비교하고 평가하는데 이용되는데 합계점수가 8이상이면 전문가와 상의가 필요하다. 중요한 것은 전립선암과의 감별진단으로서 최근에는 혈액으로 간편하게 검사하는 PSA(전립선암 특이항원)검사가 도움이 되며 필요시 경직장초음파검사를 실시하는 것이 좋다. 전립선비대증 치료는 약물요법(혈압강하제, 항남성 호르몬제제 등)과 수술요법이 있으며 최근 환자의 고통을 줄이기 위한 비 침해적 치료법이 개발되고 있다.

표 19. 전립선 건강 10계명(대한비뇨기과학회)

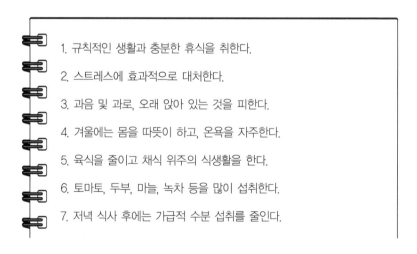

1. 규칙적인 생활과 충분한 휴식을 취한다.
2. 스트레스에 효과적으로 대처한다.
3. 과음 및 과로, 오래 앉아 있는 것을 피한다.
4. 겨울에는 몸을 따뜻이 하고, 온욕을 자주한다.
5. 육식을 줄이고 채식 위주의 식생활을 한다.
6. 토마토, 두부, 마늘, 녹차 등을 많이 섭취한다.
7. 저녁 식사 후에는 가급적 수분 섭취를 줄인다.

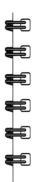

8. 음주 후에는 수분을 충분히 섭취한다.

9. 매일 30분 이상 빠른 속도로 걷고, 골반 체조를 매일 규칙적으로
한다.

10. 야뇨 증상, 가족력이 있는 45세 이상의 남성, 가족력이 없는 50세
이상 남성은 매년 전립선 검진을 받는다.

표 20. 국제전립선증상점수표(International Prostate Symtom Score, WHO)

배 뇨 상 태	전혀 없다	5번 중 한 번	5번 중 1-2번	5번 중 2-3번	5번 중 3-4번	거의 항상
01 평소 소변을 볼 때 다 보았는데도 소변이 남아 있는 것 같이 느끼는 경우가 있습니까?	1	2	3	4	5	6
02 평소 소변을 보고난 후 2시간 이내에 다시 소변을 보는 경우가 있습니까?	1	2	3	4	5	6
03 평소 소변을 볼 때 소변줄기가 끊어져서 다시 힘을 주어 소변을 보는 경우가 있습니까?	1	2	3	4	5	6
04 평소 소변을 참기가 어려운 경우가 있습니까?	1	2	3	4	5	6
05 평소 소변줄기가 가늘다고 생각되는 경우가 있습니까?	1	2	3	4	5	6
06 평소 소변을 볼 때 소변이 금방 나오지 않아서 아랫배에 힘을 주어야 하는 경우가 있습니까?	1	2	3	4	5	6
07 평소 잠을 자다 일어나서 소변을 보는 경우가 하룻밤에 몇 번이나 있습니까?	1	2	3	4	5	6

표 21. 전립선암 예방법(미국암학회)

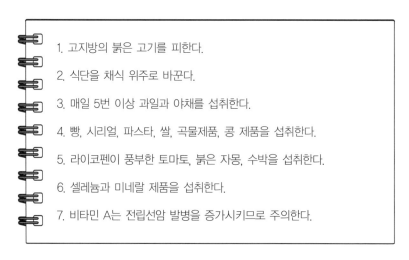

1. 고지방의 붉은 고기를 피한다.

2. 식단을 채식 위주로 바꾼다.

3. 매일 5번 이상 과일과 야채를 섭취한다.

4. 빵, 시리얼, 파스타, 쌀, 곡물제품, 콩 제품을 섭취한다.

5. 라이코펜이 풍부한 토마토, 붉은 자몽, 수박을 섭취한다.

6. 셀레늄과 미네랄 제품을 섭취한다.

7. 비타민 A는 전립선암 발병을 증가시키므로 주의한다.

12. 성 기능장애(Sexual Dysfunction)

우리의 평균수명이 점점 높아지면서 노인 인구도 점점 더 늘어나고 있다. 노인이 되면 남녀 모두 성호르몬의 저하와 더불어 성적활력도 줄어든다. 그러나 성생활이 가져다주는 친밀감, 흥분, 기쁨은 나이가 들어서도 줄어들지 않는다. 성이라는 것이 젊음만이 가지는 특권이고 나이가 든 사람을 성적으로도 끝났다고 보는 것은 착각이고 편견이다. 노인의 성은 노인의 성적 기능의 강조가 아닌 다양한 생활상의 욕구를 충족시켜 주는 것이기에 인간이 단지 '노령'이라는 생애 주기 변화 때문에 그 욕구가 결코 제약 당하거나 차별 받아서는 안될 것이다. 노인의 성적 욕구는 육체적인 기본 욕구를 넘어 '우울'과

'신체 자아'와 깊은 연관성이 있음을 알 수 있으며, 나아가 노년기의 성은 직접적인 성적 욕구 충족과 함께 '위로', '위안'이라는 정신적인 의미가 더욱더 강하다는 것을 잘 알 수 있다. 다시 말해서 노인의 성적 행동은 단순히 육체적인 측면뿐만 아니라 심리 정서적인 측면이 더 중요하다는 것을 확인해 볼 수 있는 것이다. 노후의 성은 '제2의 삶'을 만들어 가는 데 중요한 요소이다.

일반적으로 남자는 50이 넘으면 남성호르몬이 급격히 떨어지기 시작하고 성적활력도 줄어들며, 65세가 되면 발기능력과 감각도 현저히 떨어지게 된다. 여성의 경우에는 여성호르몬의 양은 줄어드나 남성호르몬의 양은 오히려 증가한다. 한편 성기능장애는 노화와 더불어 전반적으로 나타나는 현상이라고 볼 수 있으며, 일부 연구에 의하면 남자의 31%, 여자의 43%에서 성기능장애를 가지고 있다고 한다. 다행한 것은 대부분의 경우 이를 치료하고 극복할 수 있다는 점이다. 여성에서 가장 흔한 성기능장애는 성욕감퇴로서 약 22%에서 영향을 받는다고 하며, 남성은 약 5%에서 성욕감퇴를 호소하는 반면 5%에서는 발기부전을 호소하고 약 30%에서 오르가즘장애를 호소한다고 한다. 대부분 이러한 성기능장애는 나이와 비례하나, 남녀 모두 당뇨, 동맥경화, 척추손상, 흡연, 스트레스, 우울증, 그리고 일부 약물(심장약 등)이나 인간관계의 문제들이 원인이 된다. 이러한 성기능장애로 나타나는 현상만을 해결하기보다는 숨어있는 원인을 해결하도록 노력한다면 건강하고 활기찬 생활을 되찾을 수 있게 될 것이다. 먼저 균형 있고 절제된 식생활 및 적절한 운동을 통하여 신체 상태를 호전시키는 것이 중요하며, 담배를 끊고 과음을 피하며 스트레스를 줄이도록 노력하는 것이 중요하다.

이와 같이 노인의 성생활은 삶의 질과 관련된 매우 중요한 문제로서 노인에게도 활발한 성생활은 삶에 대한 만족감을 높이고 대인관계를 원활하게 해줌으로써 장수에도 도움이 된다. 한편 노인의 성기능장애는 고령화로 인한 노화가 가장 중요한 원인이며, 당뇨병, 고혈압 등의 질환이나 진정제 등의 약물복용 그리고 남성호르몬 감소도 영향을 미친다. 그러나 실제 노인들이 성기능장애로 병원을 찾기는 불가능한 현실이며, 이로 인해 불안해하며 성생활을 포기하고 지내는 노인이 많은 것으로 나타났다.

13. 암(Cancer)

인구의 노령화와 더불어 암의 발생율도 해마다 현저히 증가되어 우리 국민이 평균수명을 다할 때 암에 걸릴 확률은 26.1%이며 총사망자 중 암으로 인한 사망률이 25.6%로 사망원인의 1위를 차지하고 있다(국가암등록사업보고서, 2002). 65세 이상의 노인에서 암 발생은 위암, 폐암, 대장암, 간암, 유방암, 자궁경부암의 순이며, 남자 노인에서는 폐암, 위암, 대장암, 간암, 전립선암의 순서로 발생하였고 여성에서는 위암, 폐암, 대장암, 자궁암, 유방암의 순이었다. 암의 원인이 확실히 밝혀진 바는 없으나, 화학물질(벤즈피린, 비소, 석면, 아플라톡신)이나 바이러스, 방사선이나 자외선 등의 물리적인 자극이 발암물질로 알려져 있다. 특히 흡연이 가장 중요한 요소로서 구미의 발표자료에 의하면 인체에 발생하는 암의 1/3이 흡연과 관련이 있다고 하는데, 흡연은 폐암뿐 아니라 구강암, 인후두암, 식도암, 방광암, 신장암, 췌장암 등과도 관계가 있다. 또한 술은 흡연이 식도암이나 인두암, 후두암을 일으킬 때 보조적인 역할을 하며 간암과 관련이 있다. 특히 노화와 함께 암의 발생률이 높아지는데 이는 노화로 인한 손상된 DNA의 처리능력 감퇴와 관련이 있을 것으로 생각된다. 또한 연령이 증가할수록 누적된 발암물질의 증가가 암 발생과 관계가 있다는 설도 있다. 암의 증상은 발생된 병소나 암의 종류에 따라 다르고 초기에는 거의 증상이 없으며 암이 커져서 주위의 신경이나 혈관 등을 압박하게 되면 비로써 증상이 나타나는데 이때는 이미 진행암 상태가 된다. 그러므로 조기진단과 예방이 암의 정복에 매우 중요하다 하겠다. 암의 진단은 종양이 발견된 병소에서 조직검사 혹은 세포검사를 통해 진단을 하게 되는데 이 과정에서 위내시경이나 기관지내시경, 혈액검사, X선 촬영, 전산화단층촬영, 세침흡인검사, 골수검사 등이 이용된다. 일반적인 암의 경고증상은 (1) 배뇨 및 배변습관의 변화 (2) 유방 및 기타 피부에서 만져지는 결절이나 피부의 두꺼움 (3) 자궁출혈, 혈변 또는 항문에서의 분비물 (4) 목이 이유 없이 쉬거나 기침이 계속될 때 (5) 목에의 통증이 가시지 않을 때 (6) 피부의 반점이나 사마귀 같은 것들이 갑자기 모양이나 색이 변할 때 (7) 소화장애나 삼키기가 어려울 때 등이다. 일반적으로 노인의 암은 다발성 또는 중복성인 경우가 많고 그 증식이 완만한 편이나 그 치료에 대한 효과

표 22. 암의 9가지 위험신호(대한 암협회)

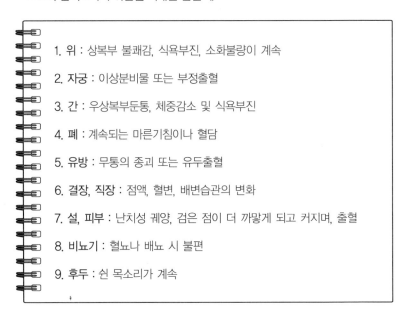

1. **위** : 상복부 불쾌감, 식욕부진, 소화불량이 계속

2. **자궁** : 이상분비물 또는 부정출혈

3. **간** : 우상복부둔통, 체중감소 및 식욕부진

4. **폐** : 계속되는 마른기침이나 혈담

5. **유방** : 무통의 종괴 또는 유두출혈

6. **결장, 직장** : 점액, 혈변, 배변습관의 변화

7. **설, 피부** : 난치성 궤양, 검은 점이 더 까맣게 되고 커지며, 출혈

8. **비뇨기** : 혈뇨나 배뇨 시 불편

9. **후두** : 쉰 목소리가 계속

표 23. 암 예방지침(미국 암협회)

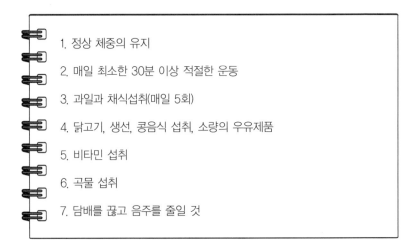

1. 정상 체중의 유지

2. 매일 최소한 30분 이상 적절한 운동

3. 과일과 채식섭취(매일 5회)

4. 닭고기, 생선, 콩음식 섭취, 소량의 우유제품

5. 비타민 섭취

6. 곡물 섭취

7. 담배를 끊고 음주를 줄일 것

표 24. 암 예방책 12가지(일본국립암센터)

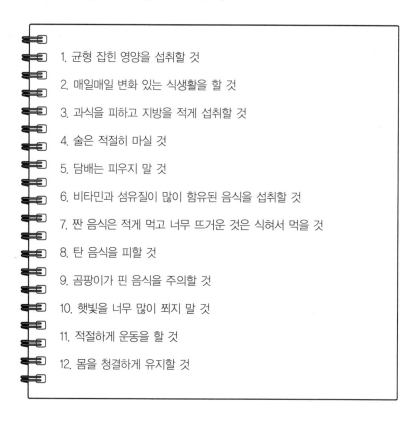

1. 균형 잡힌 영양을 섭취할 것

2. 매일매일 변화 있는 식생활을 할 것

3. 과식을 피하고 지방을 적게 섭취할 것

4. 술은 적절히 마실 것

5. 담배는 피우지 말 것

6. 비타민과 섬유질이 많이 함유된 음식을 섭취할 것

7. 짠 음식은 적게 먹고 너무 뜨거운 것은 식혀서 먹을 것

8. 탄 음식을 피할 것

9. 곰팡이가 핀 음식을 주의할 것

10. 햇빛을 너무 많이 쬐지 말 것

11. 적절하게 운동을 할 것

12. 몸을 청결하게 유지할 것

가 낮고 부작용이 많음을 염두에 두어야 한다. 노인의 암 치료에 있어서는 생명연장보다는 삶의 질에 중점을 두고 치료해야 하며 암 종류와 관계없이 호소되는 증상, 즉 식욕저하와 피로감 등의 비특이적 증상에 대한 치료도 생각해야 한다. 노인에서도 암의 조기 발견과 예방을 위한 노력이 중요하며 이를 위해 정기검진(위 및 대장암, 폐암, 유방암, 자궁암, 전립선암 등)을 권한다. 특히 최근에 대장암의 빈도가 급격히

증가되고 대장용종에서 암이 자주 발생하기 때문에 용종은 발견되는 대로 제거하는 것이 암예방에 중요하며 남자에서 전립선암과 여자들에 있어 유방암과 자궁경부암의 예방을 위한 정기검진은 더욱 중요하다. 모든 암은 일상생활에서의 식생활이나 생활습관을 변화함으로써 사망률을 50%이상 줄일 수 있으므로 이에 대한 관심은 가히 현대인에게 필수 불가결하다 할 수 있다.

5장 어떻게 건강을 관리하나 ····

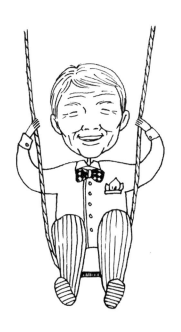

5. 어떻게 건강을 관리하나

1. 건강관리(Health care)

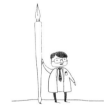 40대 이후에는 자신의 얼굴에 스스로 책임을 져야 한다(불란서 작가인 알버트 카무스, Albert Camus)는 말이 있다. 우리는 나이가 들어가면 서 육체적인 건강뿐 아니라 정신건강도 잘 관 리해야 한다는 의미일 것이다. 그러나 대부분의 사람들은 육체의 건 강에만 집착하여 오히려 추하게 늙어 가는 경우가 있다. 일반적으로 우리에게 잘못된 건강에 대한 인식에는 1) 지나친 건강집착 2) 과도 한 체력단련과 체중조절 3) 의약품 오남용 4) 강장, 강정제 남용 5) 누적되는 스트레스 무시 등을 들 수 있다. 결국 자신의 건강(신체적,

정신적)은 자기 자신에 달려 있다고 생각된다. 일본의 작가 소노 아야꼬(曾野綾子)는 그의 책 '나는 이렇게 나이 들고 싶다'에서 1) 무조건 명랑할 것 2) 무슨 일이든지 스스로 할 것 3) 자주 버릴 것 4) 공격적이지 말 것 5) 의사표시를 솔직하게, 분명하게 할 것 6) 푸념하지 말 것 7) 가족들이라고 함부로 말하지 말 것 등을 권하고 있는데 이 또한 정신건강의 중요성을 강조하고 있다.

19세기 최고의 오페라 작곡가 베르디(Verdi)는 80세에 오페라곡을 작곡하면서 '음악가로서 나는 일생 동안 완벽을 추구하여 왔으나 늘 아쉬움이 남아 있다. 그러기에 내게는 한 번 더 도전하여야 할 의무가 있다고 생각하였다'는 말을 하였는데, 경영학의 대부로서 90세까지도 저술활동을 한 피터 드러커 박사(Peter Drucker)는 이 베르디의 말을 삶의 길잡이로 삼아 생을 마감할 때까지 연구와 집필을 계속하였다고 한다. 이들의 이러한 열정이 결국 건강을 유지할 수 있는 원동력이 되었을 것이다. 또한 '당신은 최대한 젊게 삽니까'(Are You as Young as You Can Be?)의 작가인 마이클 로이진 교수(Michael Roizen, 뉴욕 주립대 의대)는 유전·생활습관·환경 등 인간의 수명에 영향을 미치는 125가지 기준을 마련했으며, 이를 토대로 생체 나이(Biological age) 측정법을 제안하고 실제 나이(Chronological age)보다 젊게 사는 78가지 방법을 제시해왔다. 그가 전하는 젊게 사는 비법 중에는 다음과 같은 것들이 있다. 1) 공부하는 자세를 가져라. 2)규칙적인 운동을 하라. 3) 담배를 피하라. 4) 비타민을 복용하라. 5) 성생활을 즐겨라. 6) 스트레스를 줄여라. 7) 아침 식사를 하라. 8) 웃어라(많이). 9) 이와 잇

몸을 건강하게 유지하라. 10) 항상 건강상태를 점검하라. 이는 생체 나이는 우리의 삶의 형태와 밀접한 관계가 있고 우리가 선택할 수 있다는 의미이다. 오래전부터 전해 오는 동양 건강법은 일무(금연), 이소(소식, 음주절제), 삼다(다면 多眠, 다동 多動, 다접 多接)가 있는데 이 또한 옛 조상들의 지혜를 엿볼 수 있다. 최근에는 일(하루 한번 쾌변) 십(복식 호흡 10번) 백(100자 쓰기) 천(1000자 읽기) 만(만보 걷기) 건강법을 권하고 있다.

2. 운 동(Exercise)

노인의 심폐질환의 예방에 가장 좋은 방법이 운동이며 운동 정도가 수명과도 관련 있다는 보고가 있다. 운동이 건강을 유지하는 데 중요하다는 사실을 잘 알면서도 정작 바쁜 일에 쫓기며 살다보면 특별히 시간을 내어 운동을 하기란 여간 힘든 일이 아니다. 식생활에 여유가 생긴 현대인에게는 무엇을 먹느냐 보다 자기 몸에 알맞는 운동을 선택하여 규칙적으로 실천하는 일이 중요할 것이며, 특히 나이가 들어감에 따라 나타나기 시작 하는 몸의 퇴행성 변화를 극복하기 위해서 운동을 우리들 생활의 일부분으로 만드는 것이 중요한 일일 것이다. 노화로 인한 체력의 감소를 완전히 예방할 수는 없겠지만 적절한 규칙적인 운동은 체력이 감소되는 속도를 늦출 수 있고 관절의 유연성을 향상시키며 근 지구력과 신체의 면역기능을 향상시킬 뿐만 아니라 만성질환(퇴행성질환, 당뇨, 고혈압 등)이 악화되는 것을 막고 합병증을 예방할 수 있으며 정신건강에도 도움을 준다. 즉 심폐기능의 개선, 성인병의 주범인 콜레스테롤치의 개선 및 근골격계에도 도움을 줄 수 있음을 알 수 있다. 그러나 운동을 계획하기 전에 먼저 노인들의 신체적인 특성(골절되기 쉬움, 관절 가동 범위의 감소, 신경계 기능의 퇴화, 자극에 대한 반응과 반사가 느림 등)을 고려하여야 한다. 무엇보다도 운동을 시작하기 전에 의학적 검사를 해야 하고 갑작스러우며 불규칙한 운동은 노인에게 상해를 입힐 가능성이 크므로 낮은 강도의 충격이 적은 유산소성 운동으로 시작하며 하루에 한 가지의 종류의 운동이나 신체 활동을 하는 것이 적절하고 육체보다는 정신건강을 생각하며 운동하는 것이 좋다. 또한 운동 전에는 반드시 5-10분 정도의 준비운동을 해야 하며 갑자기 격렬한 운동을 처음부터 시작하는 것은 피해야 한다. 운동 중에도 자연스런 호흡을 하도록 하고 느린 동작으로 하는 운동 종목을 선택하며 운동 직후에는 즉시 휴식을 취하는 것을 피하고 정리운동을 하는 것이 좋다. 운동의 종류에 있어서는 무산소성 운동보다는 유산소성 운동(맨손 체조, 스트레칭, 걷기, 조깅, 등산, 계단 오르기, 수영, 사이클 등)을 주로 하고 바람이 잘 통하고 땀을 흡수하는 옷을 입고 운동을 하도록 한다. 특히 걷는 운동은 가장 좋은 유산소 운동으로서 고혈압, 심장질환, 당뇨병 등 만성질환을 가진 사람들에게 적극 추천되는 운동이다. 한편 미국 족부의학회(American Podiatric Medical Association)에서는 노인이 걷는 운동을 할 때 주의해야 할 점들에 대한 지침서를 발표하며 하루에 8,000-10,000보 정도 걷는 것을 권하고 걷기 전에 스트레칭을 하도록 하며 발에 잘 맞는 신발에 가급적 바닥이 부드러운 곳에서 걷기를 하되 추울 때는 삼가 하기를 권하고 있다. 일반적으로 운동 후에는 뜨거운 물 보다는 미지근한 물로 샤워를 하며 갑작스런 샤워를 피하도록 한다. 이와 같은 규칙적인 운동은 체지방을 감소시키고 근력을 향상시켜 주고 심폐기능의 향상 등 성인병의 예방에 도움을 줄 뿐 아니라 우울과 불안증 개선에도 큰 효과가 있다. 통계청의 연구에서도 나타났듯이(2004년) 노인이 되면 가장 큰 문제를 건강에 두고 있다고 하며, 노화는 개인적인 차이는 있으나 전반적으로 기능적인 면에서 약화될 뿐 아니라 질환이나 환경의 변화에 대처하는 능력도 약해지고 근육과 관절도 약해지는 것이 사실이다. 그러므로 가능한 활동을 늘이도록 주변에서 도와주는 것이 중요하며 운동을 함으로써 노화방지는 물론 성인병도 예방되며 신체기능이 자유로워질 뿐 아니라 정신적으로도 많은 도움을 줄 수 있기 때문에 규칙적이고 적절한 운동은 반드시 필요하다고 생각된다.

3. 건강한 노후를 위한 영양관리(Nutrition)

ㄱ. 구강위생(Oral health)

노인에 있어서의 구강위생은 어느 연령대보다도 중요한 일 중 하나이다. 구강건강을 위한 수칙(보건복지부)은 다음과 같다. 1) 식사 후 및 잠자기 전에 반드시 이를 닦는다. 2) 이를 닦을 때는 위 아래로 깨끗이 닦는다. 3) 단 음식을 적게 먹고 과일과 야채를 많이 먹는다. 4)

정기적인 구강건강진단을 받고 스케일링을 받는다. 5) 이쑤시개 사용을 자제하고 치실사용을 습관화 한다. 6) 금연한다.

ㄴ. 식이 및 영양(Diet and nutrition)

노인에 있어서도 먹는 즐거움은 가장 중요한 일 중의 하나일 수 있다. 옛말에도 '곡기가 끊어지면 죽는다' 는 말이 있듯이 식욕은 건강한 정도를 판단하는 척도이기도 하다. 그러나 노인이 되면 미각과 후각이 감퇴되고 입맛도 감소되는 경향이 있어 음식섭취가 제한되거나 영양의 균형이 깨지기 쉬우며 만성 질환이 있는 경우 영양상태가 나빠질 수 있다. 그러므로 노인들이 편안한 환경속에서 즐겁게 식사할 수 있도록 주변에서 돌보는 것이 중요할 것이다. 또한 노인을 위한 식단은 기초식품군을 골고루 포함케 하고 비타민이 풍부한 과일과 녹황색 야채를 많이 섭취하도록 하며 지방질보다는 소화가 잘되는 양질의 단백질(두부, 콩 등)을 우선적으로 택하여 여유롭고 즐거운 환경 속에서 입맛을 돋우도록 하는 것이 좋다. 이를 위하여 균형 잡힌 식사를 하되 규칙적인 식사와 규칙적인 운동으로 기분전환과 식욕이 증진되도록 하여야 하며 가급적 가족과 함께 식사하도록 하는 것이 좋다. 수분을 충분히 섭취하는 것이 중요하며 저지방식을 하고 당분은 피하며 술은 어느 정도 제한하여야 하고 흡연은 금하도록 하여야 한다. 전문가들이 권하는 노년의 식생활은 1) 배가 부르면 바로 숟가락을 놓는다. 2) 걸쭉한 국물을 식탁에 올린다. 3) 단백질 섭취를 늘인다. 4) 소금 섭취를 줄이고 싱겁게 먹는다. 5) 채소와 과일을 다양하게 섭취한다. 6) 우유나 요구르트를 매일 먹는다. 등 이다. 세계적으로 장수마을로 알려진 일본의 오키나와 주민들의 식습관은 1) 돼지고기를 주식으로 하나 삶아 기름기를 빼고 국물에 녹황색 채소, 해초, 콩을 넣어 먹는다. 2) 소식을 한다. 3) 싱겁게 먹는다. 4) 야채를 고기, 두부 등과 함께 볶아서 균형 있게 먹는다. 5) 생선을 즐겨 먹는다. 6)카페인이 적은 화차를 즐겨 마신다. 등이며, 유럽에서 장수로 알려진 스웨덴 사람들의 식습관은 해산물 요리가 주를 이루고 음식에 조미료를 사용하지 않고 생야채, 과일, 우유를 즐겨하며 식사시간이 적당하여 과식하지 않는 특징이 있다. 우리나라도 장수 국가의 하나로 알려져 있으며 장수촌 중 순창 지방에서는 장수의 열쇠가 채식에 있다고 하며 산나물을 즐기고 된장과 고추장을 즐겨 먹는다. 약수와 산나물로 유명한 전남 구례지방은 맑은 무공해 음식, 물, 긍정적인 생활자세 등이 장수의 비결이라고 하며 강원도 횡성지방도 오염되지 않은 깨끗한 물, 맑은 공기, 공해가 없는 산나물이 장수의 요인으로 알려져 있고 제주도의 장수비결은 소식과 더불어 된장, 채소, 해조류를 즐기는 것이라고 한다. 무엇보다도 활동적인 생활습관으로 식욕과 적당한 체중을 유지하는 것이 중요할 것이며 다양하고 부드러운 음식을 골고루 섭취하도록 하고 신선한 녹황색 채소, 과일, 우유 및 유제품의 섭취를 늘리며 동물성 식품은 어류와 육류, 가금류를 고루 섭취하고 음주를 제한하고 충분한 양의 물과 음료를 마시도록 하는 것이 좋다.

표 25. 노인식사 준비 시 고려해야 할 사항

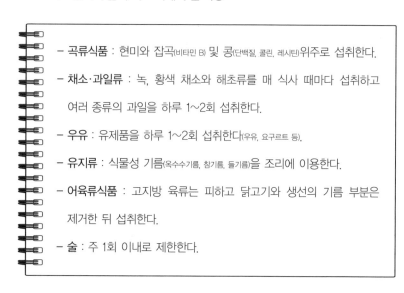

- **곡류식품** : 현미와 잡곡(비타민 B) 및 콩(단백질, 콜린, 레시틴)위주로 섭취한다.
- **채소·과일류** : 녹, 황색 채소와 해초류를 매 식사 때마다 섭취하고 여러 종류의 과일을 하루 1~2회 섭취한다.
- **우유** : 유제품을 하루 1~2회 섭취한다(우유, 요구르트 등).
- **유지류** : 식물성 기름(옥수수기름, 참기름, 들기름)을 조리에 이용한다.
- **어육류식품** : 고지방 육류는 피하고 닭고기와 생선의 기름 부분은 제거한 뒤 섭취한다.
- **술** : 주 1회 이내로 제한한다.

ㄷ. 비타민(Vitamin)

1912년 폴란드의 화학자 풍크(C. Funk)가 탄수화물, 단백질, 지방, 무기질, 물 외에 인간의 성장과 생명유지에 필요한 성분은 물질을 분리해내는데 성공하였다. 이 유기물을 vitamin이라고 명명하였는데 이는 생명을 의미하는 vita 와 amine(질소를 함유하는 유기물질)의 합성어로 생명유지에 필수적인 물질이란 뜻의 이름이다. 비타민의 기능은 매우 광범위하며, 대부분 효소의 구성 성분이 되어 우리의 영양소인 탄수화물, 지방, 단백질, 무기질의 대사에 관여하는데, 소량이지만 그 필요량이 공급되지 않을 때 생명유지에 필요한 영양소의 대사가 지장을 받게 된다. 이러한 비타민은 체내에서 필요한 만큼 합성되지 아니하여 식품으로부터 비타민을 섭취해야 하는데, 실제 식품에는 극히 소량의 비타민만이 존재한다. 일반적으로 비타민은 지용성과 수용성으로 크게 분류되는데, 지용성 비타민은 지방이나 지방을 녹이는 유기용매에 녹는 비타민으로서 A, D, E, F, K 등이 이에 속하며, 과량 섭취 때 부작용이 생길 수 있으므로 일반적으로 하루 1알 이상 복용하는 것은 권하지 않는다. 한편 수용성 비타민은 물에 녹는 비타민으로서 많이 섭취해도 무방하며 B 와 C가 이에 속한다. 특별히 비타민 C는 항바이러스효과, 항암효과 및 면역촉진효과 등이 있어 노인들에게 비타민 C의 섭취를 권하고 싶다. 역사적으로는 BC 1550년경 이미 이집트에서 괴혈병(비타민 C 결핍증)에 대한 기록이 있었으며 1309년 십자군 전쟁 때 많은 병사들이 괴혈병으로 고통 받은 기록이 있다. 또한 1497년 동인도 항해 중 많은 선원의 죽음에 대한 기록 중 공통적으로 나타난 증상이 잇몸과 구강점막 출혈현상으로 괴혈병이 의심되었고, 중세 영국해군 전쟁 기록에는 적군에게 살해된 병사보다 앓다가 죽는 병사가 더 많았다고도 한다. 1747년에는 스페인의 배가 폭풍우로 길을 잃고 어떤 섬(남미로 추정)에 표류하고 병사들이 거의 죽기 직전에 섬의 원주민들이 과일즙을 앓고 있는 병사들에게 먹인 후 병사들이 생기를 찾고 회복되었다는 기록이 있는데 이 과일이 비타민 C를 많이 함유하고 있는 레몬이다. 그러나 우리 인간은 비타민 C를 생성하지 못하며, 열이나 빛에 약하여 조리하는 과정에서 손실되기 쉽고 형광등 빛에 의해 산화되어 기능을 잃기 쉬운데, 1937년 지오지(Gyorgyi)박사가 처음으로 분리하였고, 이 후 합성이 가능하여 대량생산이 가능하게 되었다. 비타민 C는 수용성으로 쉽게 인체내 흡수되며, 독성이 없어 부작용이 생기지 않고 항산화 작용이 있으며 생체의 세포를 접합시키는 시멘트와 같은 물질인 콜라겐의 형성과 유지에 필요하다. 또한 아드레날린과 같은 호르몬과 신경전달물질의 형성에도 관여하며, 철분의 장내흡수를 촉진하고 철분이 간에 저장될 수 있도록 도와줄 뿐 아니라 콜레스테롤 수치를 낮추며 스테로이드 합성과 분비에도 중요한 역할을 하고 특히 우리 몸이 스트레스를 받으면 제일 먼저 핏속에서 농도가 떨어지는 것이 비타민 C로서, 스트레스로부터 몸을 지키기 위해 소모되는 물질이다. 비타민 C가 결핍되면 세포 사이의 콜라겐이 감소함으로써 혈관벽이 약화되어 신체의 여러 부분에서 출혈(특히 잇몸)이 생겨, 빈혈 등 괴혈병 증세가 나타나고 상처회복이 지연되나, 조직 내에 비타민 C 함량이 높으면 열병이나 감염 등에 저항하는 힘이 커져 항바이러스, 항암효과가 있다는 연구가 있으며 알려진 비타민 C의 효능은 감기예방과 피로회복, 고혈압과 동맥경화를 유발하는 유해산소의 차단, 당뇨병의 합병증 예방 그리고 대장의 유해한 균을 유익한 균으로 바꾸어 줄 뿐 아니라 운동 전후에 복용하면 유해산소에 의한 손상을 방지할 수 있다고 한다. 한편 비타민 B에는 탄수화물 대사에 중추적 역할을 하며, 신경계와 근육의 에너지 유도과정에 필수적이고, 입맛을 높이는 데 도움이 되며 심장에 도움을 주는 비타민 B1(Thiamine), 체세포에서 당질과 지질의 에너지대사에 관련된 산화효소들의 형성에 중요하며, 탄수화물, 지방, 단백질 등 열량소의 대사에 없어서는 안되는 비타민

표 26. 각각의 비타민을 많이 함유하고 있는 식품

1) 비타민 B1 : 말린 곡류(특히 현미나 보리), 콩, 두류, 견과류, 과일, 돼지고기

2) 비타민 B2 : 우유, 치즈, 간, 달걀, 돼지고기, 고기내장, 녹색채소, 효모 및 전곡류

3) 비타민 B3 : 자연식품에 널리 분포, 간, 효모, 육류, 우유 및 달걀 흰자위, 가금류 및 전곡류

4) 비타민 B6 : 효모, 밀, 옥수수, 간

5) 비타민 B12 : 동물의 조직(특히 간, 신장에 많다), 굴, 식물에는 거의 들어 있지 않다.

6) 비타민 C : 신선한 채소와 과일

B2(Riboflabin), 세포 내의 에너지 대사과정에 관계하며 지방대사에도 관련이 있고, 소화와 심장에 도움을 주며 콜레스테롤을 낮추기도 하는 비타민 B3(Niacin), 체내에서 아미노산과 단백질대사에 광범위하게 작용하는 비타민 B6(Pyridoxine), 조혈 메커니즘에 관여하며, 아미노산 대사에서 조효소 작용을 하는 비타민 B12(Cyanocobalamin)가 있다.

결론적으로 수용성인 비타민 B와 C는 많이 섭취해도 좋으므로 비타민 B는 1일 1알, 비타민 C는 1일 1000mg 1알로 시작하여 매 식후(소화불량 있는 분은 식사 도중이나 식후 즉시 복용하기를 권함) 1알씩, 1일 3알을 섭취하기를 권하며, 비타민 C는 신선한 채소와 과일에 풍부하

나 식품가공 및 조리 시에 쉽게 산화, 파괴되므로 주의를 요한다.

4. 정신건강(Mental health)

노인이 되어 가는데 발맞추어 또한 삶의 요소요소에 적응되어져야 할 부분이 적지 않다. 우선 노화와 함께 오는 신체와 정신 기능의 변화는 누구도 피할 수 없는 것이기에 평소 건강한 신체와 정신을 유지함이 활기찬 노후생활을 보장받을 수 있을 것이다. 노화의 증상으로는 시력장애, 청력장애, 기억력장애 등의 신체기능의 장애와 더불어 우울증, 불면증, 불안증, 치매 등의 정신장애를 들 수 있는데, 노인에 있어 정신적 건강은 육체적 건강과도 밀접히 연관되어 있어 우울증이나 불안증을 가진 노인들이 노화가 빨라지고 치매와 심장병이 잘 생긴다. 또한 심장병이나 당뇨병 등 신체적 문제를 가진 노인들에서 정신질환이 동반될 가능성이 클 뿐 아니라 많은 노인들이 우울, 불안 등 정신질환을 노화과정으로만 생각하고 있어 정확한 대책이 반드시 필요하다. 특히 노년기 우울증은 우울한 감정이 뚜렷하지 않은 반면 기운이 없고 식욕이 감퇴되는 등의 신체증상이 뚜렷하며 치매와 같은 인지증상이 두드러지고 재발이 많고 자살하는 경우도 있어 치매와 마찬가지로 조기 발견 및 치료가 가장 절실한 질환이라고 할 수 있다. 노년기 우울증의 5가지 체크리스트는 1. 건망증 증세(가성치매)를 보임 2. 이유없이 몸이 아프다고 함 3. 잠 못자고 입맛이 없다고 함 4. 좋아하던 일도 하기 싫어함 5. 불안, 초조함 등이다. 노년기 우울증의 치료는 약물 치료와 심리 사회적 치료로 나눌 수 있으며 약물 치료와 함께 심리적 갈등과 스트레스 요인을 찾아내 상담 치료를 병행하는 것이 좋다. 이를 예방하고 회복에 도움을 주기 위해서는 걷기, 수영 등의 규칙적인 운동과 함께 균형 잡힌 식생활이 중요하며 가족, 친지들과 자주 만나고 취미나 종교 활동을 통해 소외감에서 벗어나도록 도와주어야 한다. 일반적으로 남자보다는 여자노인에서 우울의 정도가 높게 나타나고 70대 초반에서 우울의 정도가 가장 높으며 스트레스가 큰 영향을 미친다고 한다. 스트레스란 '팽팽하게 죄다'(Stringer)라는 라틴어에서 유래된 말로서 생체에 가해지는 여러 가지 해로운 인자나 자극에 대하여 나타나는 긴장상태를 말하는데, 삶의 과정에서 자연스럽게 나타나는 현상으로 정신건강의 가장 큰 주범으로 작용하기도 한다.

스트레스의 원인은 내적요인(신체적요인 : 소음, 빛, 공간 등 물리적 환경, 사람들과의 관계, 사회적 환경 등)과 외적요인(정신사회적 : 과중한 업무, 불충분한 수면, 부정적인 사고 등) 등을 들 수 있으며 대부분의 사람들이 외적요인을 탓하는 경우가 많다. 스트레스를 받으면 우리 몸은 세 단계로 받아들이는데, 첫째 스트레스를 인지하는 단계(alarm stage)와 두 번째 스트레스를 극복하는 단계(resistance stage)를 통해 잘 극복하면 오히려 일의 능률이나 신체건강 등 자기발전에 도움이 된다. 그러나 스트레스를 잘 극복하지 못하면 세 번째 단계(exhaustion stage)로 발전하여 여러 가지 증상이나 질병을 유발하게 되는 것이다. 스트레스를 받으면 신체적 증상으로 피로, 두통, 심계항진, 흉통, 복통 등의 증상이 나타나기도 하며 집중력이나 기억력이 감소하고 혼동을 일으키는 등 정신적인 증상(불안, 우울, 분노, 좌절감 등)이 나타나기도 한다. 대부분의 사람들은 스트레스의 원인을 외부에 두고 있으나 근본적인 문제는 자신에게 있음을 명심해야 한다. 따라서 스트레스를 해결하기 위해서는 외부에서 해결책을 찾을 것이 아니라 스스로의 행동을 돌이켜 보는 것이 중요하다. 또한 스트레스를 극복하기 위해서는 스트레스를 어떻게 다스리고 예방하느냐가 중요하다. 스트레스를 예방하기 위해서는 1) 규칙적이고 건전한 생활을 유지한다. 2) 자신에 맞는 취미생활을 한다. 3) 과도한 음주와 흡연을 피하고 균형 잡힌 식사를 한다. 4) 적극적인 대인관계를 갖는다. 5) 긍정적인 사고를 갖고 자신에 충실하는 것 등을 들 수 있다. 특히 식생활 습관이 중요하다는 것을 염두에 두고, 인스턴트식품이나 카페인 함유량이 많은 식품 그리고 술, 담배 등을 피하며 비타민(B, C)을 충분히 섭취하는 것이 스트레스를 줄이는데 도움이 된다. 특히 비타민 C가 스트레스 호르몬으로 알려진 아드레날린의 합성과정에 필수적인 요소로서 비타민 C를 섭취하는 것이 도움이 된다. 한편 Rick Warren의 스트레스 관리의 일곱 가지 비결은 다음과 같다 :

1. **정체성의 원리** : 자신을 알아야 하며 자신에 대한 분명한 정체성을 가지지 못하면 다른 사람들이 원하는 틀 속에 맞추어 가도록 강요받게 되어 쉽게 스트레스를 받게 된다.

2. **조직화의 원리** : 목표를 명확히 설정하고 미리 준비하면 압박을 받지 않는다. 우선권을 쥐고 일하는 것이 스트레스를 막는 길이다.

3. 집중의 원리 : 한 번에 한 가지 일에 초점을 맞추고 여러 가지 일을 좇지 말아야 한다.

4. 위임의 원리 : 우리는 모든 일이 우리에게 달려있다고 생각할 때 긴장하게 되므로 모든 일을 혼자 하려고 하지 말아야 한다.

5. 쉼의 원리 : 삶의 균형을 유지하는 것이 스트레스 관리의 열쇠임을 생각하고 삶을 즐길 시간을 가지는 것이 중요하다.

6. 묵상의 원리 : 기도하는 습관을 기르는 것이 스트레스를 예방하는 길이다.

7. 헌신의 원리 : 다른 사람을 기쁘게 하고 남을 위해 봉사하는 것이 스트레스를 예방하는 길이 된다. 옛말에 하루를 즐겁게 보내려면 머리를 손질하고, 일주일을 즐겁게 하려면 여행을 가라고 했다. 새 집을 장만해도 한 달 이상 즐겁지 않으며, 결혼을 해도 일 년이 지나면 그 즐거움이 더해지지 않지만, 이웃을 도우면 평생이 즐겁다는 말이 있다. 무엇보다도 삶의 의미를 찾는 것이 긍정적인 정신건강의 핵심적인 구성요소이며 노인에게 있어 정신건강은 독립적인 생활이 가능한지를 결정하는 주요한 평가 기준이 되므로 노후의 생활을 성공적으로 또는 만족스럽게 보내는데 이러한 정신, 심리적인 측면은 매우 중요하다고 할 수 있다.

5. 수 면(Sleep)

인간의 기초적인 생물학적 필수조건 중 하나인 수면은 건강하고 활기찬 삶에 있어서 빼놓을 수 없는 부분으로, 건강한 노후를 위한 가장 중요한 요소 중 하나가 잠을 잘 자는 것이다. 수면은 우리 신체의 면역체제에 영향을 주며 조직회복에 도움을 주고 정신건강에도 영향을 미친다. 실제 많은 장수학 연구에서 장수 노인들의 평균 수면시간은 8시간 내외였으며, 수면은 양 못지않게 질도 중요한데, 적절한 수면양은 개개인의 생활습관과 건강상태에 따라 다를 수 있으므로 다음날 활동에 지장을 주지 않는 정도의 수면시간을 최소한의 적정 수면시간으로 생각하면 좋을 듯하다. 한편 30-45분 낮잠을 자는 것이 에너지 재충전에 도움을 주고 뇌의 단기인식기능을 향상시킨다는 보고도 있다. 반면에 수면부족은 피로, 기분변화, 통증내성의 감소 등을 초래하여 정상적인 활동을 방해하게 된다. 이러한 수면장애는 위궤양 등 위장질환이나 고혈압 등 심혈관질환 등을 촉진시켜 오랫동안 방치하면 노인의 사망 위험율을 2배로 높이는 등 심각한 건강상의 문제들을 야기할 수도 있다. 수면장애는 크게 잠들기가 힘든 경우와 잠은 쉽게 들지만 깊은 잠을 자지 못하는 경우로 구분할 수 있으며, 기간에 따라 2주 이내의 일과성 불면증과 그 이상 오랫동안 잠을 못자는 만성 불면증으로 나누어 생각할 수 있다. 불면증은 그 자체가 하나의 병이라기보다는 열이나 두통 등과 같이 하나의 증상이라고 할 수 있으며 걱정, 근심 등 심리적인 요인이 중요하게 작용하지만 식생활 및 불규칙적인 생활습관, 환경적 요인, 두통이나 사지통증 등의 신체적 질환이 원인이 되기도 한다. 일과성 불면증인 경우는 일시적으로 스트레스를 많이 받는 상황(시험, 가족의 사망이나 질병,

경제적 곤란) 등이 원인이 된다. 지속적으로 불면을 호소하는 사람들에게는 수면을 방해하는 카페인, 니코틴, 알코올이나 약제(각성제, 호르몬제, 항고혈압제 등)가 원인일 수 있으며, 정서장애, 우울증, 불안증, 외상 또는 여러 가지 만성 질병 등이 주된 원인이 될 수 있다. 이처럼 불면증을 일으키는 원인은 다양하므로 치료를 위해 먼저 정확한 원인을 밝혀 적절한 처리를 하는 것이 중요하다. 특히 만성 불면증 환자에서는 우리 몸의 면역세포 중 하나인 자연살상세포(Natural killer cell)의 활동이 낮다는 보고(1995)도 있어 조기에 치료하는 것이 좋다. 치료를 위해서는 수면환경을 조절해야 하는데 밤에 잠잘 때만 잠자리에 눕기, 잠자는 곳의 소음을 방지하기, 방 온도와 습도를 일정하게 유지하기, 규칙적이고 일정한 시간에 기상하기 등 우리의 환경을 개선할 필요가 있으며, 필요에 따라 정신요법이나 약물요법을 실시한다. 일과성 불면증에 대하여는 수면제가 필요할 때가 있으나, 만성 불면증의 경우라도 한 달 이상 지속적으로 수면제를 복용해서는 안된다. 일반적으로 불면증의 치료에 처방되는 수면제는 장기간 사용시에 많은 문제점이 생길 수 있어 3주 미만 단기간의 사용을 권장하고 있으며 음주 후 수면제 복용은 바람직하지 않고 비약물적 치료방법(수면위생교육, 이완훈련, 인지치료 등)에 의존하는 것이 좋다. 식생활 역시 수면에 영향을 줄 수 있으므로 수면에 도움이 되는 식생활의 개선도 중요하다. 흔히 멜라토닌이 풍부한 음식이나 멜라토닌의 분비를 촉진시키는 음식이 수면에 도움을 주는데, 멜라토닌의 함량이 높은 음식으로는 쌀, 감자, 생강, 토마토, 바나나, 파인애플 등이 있다. 멜

표 27. 좋은 수면을 위한 일반적인 수칙

1) 규칙적으로 잠자리에 들고 일어나는 시간을 지킨다.

2) 낮잠을 짧게(20분 이하) 자고 휴일에도 늦잠자지 않도록 한다.

3) 침실은 잠잘 때만 이용하도록 한다.

4) 규칙적인 운동을 하고 오후 늦게 가벼운 운동을 하는 것도 도움이 된다.

5) 수면 전에 긴장을 풀도록 한다(손발을 따뜻하게 함, 취침 전 따뜻한 물로 목욕하기).

6) 배가 고프거나 과식한 상태로 잠자리에 들지 않는다.

7) 술, 담배, 카페인(콜라, 커피) 등을 피한다.

라토닌의 분비를 증가시키는 또 다른 방법은 필수 아미노산인 트립 토판을 섭취하는 것으로서, 호두, 땅콩 등의 견과류, 치즈, 케이크 등 당류, 닭, 오리, 칠면조 등 가금류 등을 들 수 있다. 저녁 식사는 지방 이나 단백질이 많은 음식은 피하는 것이 좋으며, 음료수도 많이 마시 지 않는 것이 좋고, 특히 카페인이 함유된 음료수는 절대 피하는 것 이 좋다. 특히 알코올이나 담배는 수면장애를 일으키므로 금해야 하 며 취침 전에 약간의 과일(토마토나 바나나)이나 저지방 우유 한잔 정도 도 도움이 된다. 예방으로는 좋은 생활습관(매일 같은 시간에 기상, 취침 시에는 침대이용, 규칙적인 운동, 규칙적인 생활)과 수면습관이 중요하다. 적 은 시간의 잠을 자더라도 숙면하는 것이 좋으므로 불면을 해결하기 위해 약을 쓰기보다는 좋은 수면 습관을 가지는 것이 중요하며, 너무 잠에 집착하지 말고 좋은 컨디션을 만들도록 하여야 한다. 이와 같이 나이가 들면서 수면의 변화는 생리적인 것이라고 할 수 있어 노인들은 일찍 잠자리에 들고 새벽에 깨게 되는데 가능한 늦게 잠자리에 들어(TV나 독서 등) 새벽에 적막한 가운데 혼자 있게 되는 환경을 피하는 노력이 필요할 것이다.

6. 활성산소(Oxidative stress)

우리 인간은 동물과는 달리 오래전부터 어떻게 하면 노화과정을 늦추고 죽음을 회피할까 노력을 해 왔다. 그 결과 많은 의학연구진들에 의하여 노화의 과정이 설명되어졌고 그에 따른 질환의 예방 및 치료가 연구되어 왔다. 노화의 원인은 여러 가지 요인에 의해 설명되고 있는데, 유전자 및 그 발현 조절을 통한 유전자설, 생물의 유전자 속에 수명시계를 가지고 태어난다는 세포수명설, 그리고 활성산소에 의하여 세포구성성분의 산화적 스트레스에 의한 활성산소설 등이 있다(미국 네브라스카대학 Harman 교수). 최근 산화작용에 의한 해독으로 노화된다는 설이 다양한 연구 보고에서 설득력을 지니고 있다. 산소는 우리의 생명을 유지하는 데 반드시 필요한 필수요소이지만 산소에 의해 과일이 변질되고 쇠가 녹슬 듯이, 우리 몸이 과다한 산소에 노출되면 세포가 산화되고 손상되기도 한다. 이러한 산소를 '활성산소'(Reactive Oxygen Species, ROS)라고 하는데 이는 매우 불안정하여 인체 내에서 균형을 잡지 못하고 떠돌아다니면서 우리 몸을 병들게 하며 노화를 비롯한 많은 질병에 관여하고 있다. 실제 우리가 호흡하여 마시는 산소의 약 2%가 활성산소로 전환 되는데, 항상 피해만 주는 것은 아니며 유독 물질(세균, 곰팡이, 바이러스, 기타 이물질)에 대한 해독 작용을 하여 생체 방어 체제의 역할도 하고 있다. 그러나 현대인은 오염된 환경(농약, 식품첨가물, 배기가스, 자외선 등), 흡연, 스트레스 등으로 필요 이상의 활성산소를 몸속에 가지고 있으며, 이 증가된 활성산소가 오히려 정상 생체조직을 공격하게 되어 세포나 세포 소기관에 손상을 초래하기도 한다. 활성산소는 생체 내 아미노산들을 산화시켜 단백질의 기능 저하를 초래하기도 하며 핵산에도 손상을 주어 돌연변이나 암과 같은 질병에도 활성산소가 중요한 역할을 한다. 직·간접으로 활성산소가 원인이 되어 생기는 병은 매우 다양하여, 심장질환(고혈압, 동맥경화), 뇌질환(뇌졸중, 파킨슨씨병), 성인병(당뇨병 등), 호흡기질환, 위장질환, 신장질환, 피부질환(기미, 주근깨, 아토피성 피부염). 그리고 백내장, 류마티스에 이르기까지 많은 질병이 활성산소와 이로 인한 생체 내 산화적 스트레스와 관련이 있는 것으로 알려지고 있다. 활성산소는 또한 인간의 생명을 단축하고 노화를 촉진하는 원인으로 작용하고 있어 피부에 주름이나 검버섯이 생기는 노년의 징후나 눈이 침침해지는 노안의 진행에도 활성산소가 깊숙이 개입돼 있다는 것이 여러 연구로부터 밝혀지고 있다. 활성산소에 의한 손상은 젊을 때는 대부분 생체가 가지고 있는 방어 능력으로 회복되고 있지만, 나이가 들면 활성산소에 의한 손상이 많아지고 그 효과가 누적되어 세포나 조직의 기능을 저하시키게 되는데, 장시간에 걸쳐 나타나는 이러한 현상이 노화과정인 것이다.

이와 같은 활성산소는 대부분 음식물을 섭취해 에너지로 바꾸는 신진대사 과정에서 생기게 되는데, 우리 몸에는 활성산소를 해가 없는 물질로 바꿔 주어 우리 몸이 노화되고 손상되는 것을 막아주는 항산화 물질(antioxidant)도 있어 활성산소의 무제한 증가를 막아 준다. 1858년 프랑스 남서부의 피레네산맥 북쪽 루르드(Lourdes)에서 암으로 죽어 가던 14세의 소녀가 샘물을 먹고 살아나 성모의 기적이라 부르며 지금도 년 500만명의 난치병환자가 방문하는 루르드샘의 물을 분석한 결과 다량의 게르마늄(Ge32)을 함유하고 있음이 밝혀졌는데 이 게르마늄이 항산화제인 것이다. 항산화제는 인체 내에서 만들어지는 것과 외부에서 섭취할 수 있는 것으로 나눌 수 있다. 인체 내에서 만들어지는 항산화제로는 SOD(Super Oxide Dismutage), 카탈라제, 글루타치온 퍼옥시다제 등의 효소 등이 있으며 외부에서 섭취할 수 있는 것으로는 비타민 C, 비타민 E, 베타카로틴(B-carotene) 등의 비타민과 셀레니움(Se), 망간(Mn), 아연(Zn) 등의 미네랄이 있다. 이 외 녹차와 적포도주 등에 들어 있는 폴리페놀(polyphenol) 등이 대표적인 항산화제이며, 이들 항산화제들은 활성산소의 독작용을 제거하여 생체를 보호하고 있으며 항산화 물질이 활성산소를 적절히 제거하지 못할 경우 축적되는 활성산소에 의해 여러 가지 질병이나 노화가 초래된다고 하는 것이다.

이와 같은 활성산소로 인한 피해를 줄이려면 일단 활성산소의 생성을 최소화시켜야 하는데, 과도한 음주, 흡연, 과로, 스트레스 등은 반드시 피해야 하며 공해, 자외선, 식품첨가물 등 각종 유해환경에 노출되는 것을 최소화해야 한다. 많은 음식을 섭취할수록 그만큼 많은 양의 활성산소가 만들어지므로 소식을 하고 규칙적으로 적당한 운동을 하는 것이 바람직하며 비타민과 미네랄이 풍부하게 들어 있는 신선한 야채와 과일을 많이 먹는 것이 좋고 커피대신 녹차를 마시는 것이 좋다. 특히 나이가 들면 SOD 등 체내의 항산화 효소들은 점점 저하되고 활성산소가 더 많이 만들어져 야채나 과일 섭취만으로 충분한 활성산소를 제거하기 어렵게 되므로 항산화 성분이 풍부한 비타민 C나 셀레니움 등을 복용하는 것도 한 방법이다. 아직까지는 활성산소에 대한 더 많은 연구가 필요한 실정이며 적당한 운동과 좋은 식습관 그리고 자기 수양 등으로 평소 건강을 유지하여 노화를 방지하는 노력이 필요할 것이다.

7. 죽음을 생각하며(Death)

늙는다는 것과 언젠가는 우리의 호흡에 끝이 있다는 것은 우리 모두에게 피할 수 없는 사실이다. 그러하기에 우리가 생각하는 노년기가 삶의 끝이라는 절망감과 두려움이 우리의 인생을 무력하게 만들 수 있음도 부인할 수 없는 것이다. 그러나 잠시 잠깐 우리의 생각을 긍정적으로 바꾸어 보면 역설적으로 새로운 모습으로 삶을 준비하고 영위할 수 있는 가능성의 시기이기도 하다. 노화란 단순히 나이가 많아지는 것을 비롯하여 나이가 많아지면서 나타나는 체 기능 감소현상, 수정단계에서부터 시작되는 성장발달의 마지막 단계 등 여러 가지로 해석되고 있다. Milton Erickson 교수(미국 Wayne 대학)는 인생을 8단계로 나누고 마지막 단계인 노년기를 인생을 총 정리하는 자아통합의 시기로 보았으며, 이 시기에 통합이 잘 이루어진 성숙한 사람은 죽음을 담담하게 받아들이게 된다고 하였다. 즉 죽음을 깊이 이해할수록 우리의 노년의 삶을 더욱 구체화시키며 자신의 삶에 대해 지혜롭게 대처할 수 있을 것이다. 더우기 최근에는 의학의 발전과 더불어 사회복지화의 빠른 성장으로 인간의 평균수명이 많이 늘었을 뿐 아니라, 말기환자의 병원 방문이 많아졌으며 자택보다는 병원에서의 임종이 높아지고 있어 대부분의 병원이 말기환자의 처우에 대한 관심에 큰 책임의식을 부여받고 있음도 사실이다. 조사에 따르면 무병장수의 일부는 유전자에, 또 다른 일부는 식생활이나 거주 장소, 스트레스와 외상의 유형 등 생활 방식과 깊은 연관이 있음이 발표되었다. 이런 요인들 가운데 무엇이 얼마나 영향을 미치는지 처음 본격적으로 규명한 것은 1998년 스웨덴의 연구였다고 한다. 스웨덴 연구팀은 동일 유전자를 지녔지만 생활방식이 다른 사람들, 즉 태어나자마자 떨어져 각각 다른 환경 속에서 자라난 일란성 쌍둥이들을 연구했다. 유전자가 수명에 절대적인 영향을 미친다면 거의 비슷한 나이에 사망해야 하지만 실제 연구결과는 수명에 유전자가 미치는 영향은 20-30%에 불과한 것이라는 결론으로 이어졌다. 결국 장수의 비결은 생활방식이 결정적 요인이며 그 중에서도 식습관이 가장 중요한 것임을 입증해 주고 있다. 그럼에도 불구하고 중요한 사실은 우리의 몸이 어떠한 경우에든 스스로의 균형을 유지하려는 노력을 한다는 것이다. 그러므로 물이 흐르듯이 몸이 시키는 대로 따라가려는 노력이 필요하며, 이를 위해 무엇보다도 규칙적인 생활(규칙적 식생활, 규칙적 운동)이 중요하고 이에 역행하는 스트레스를 해소하려는 노력이 필요할 것이다.

결국 인생이란 우리 각자의 삶에 주어진 여건 속에서 자신이 바라고 소망한 것보다 더 연장되기도 하고 더 줄어들 수도 있다는 사실을 깨닫게 될 때 비로소 노년의 죽음을 자연스럽게 맞아 들일 준비를 할 수 있다는 생각을 하여본다. 평소 즐겨 읽는 맹자의 말씀 중 "存其心하여 養其性은 所以事天也오 妖壽에 不貳하여 修身以俟之는 所以立命也니라(자기 마음을 보존하여 본성을 기르는 것은 하늘을 섬기는 것이오, 단명하거나 장수하거나 개의치 않고 몸을 닦아서 천명을 기다림은 천명을 온전히 하는 것이니라.)"라는 말이 있다. 삶의 신비는 우리가 힘있고 강할 때가 아니라 오히려 연약할 때 우리 안에서 발견되는 힘이라고 한다. 사람은 모두 예외 없이 죽는다는 사실을 생각하고 두려움 없이 죽음을 맞이하는 것도 훈련되거나 도움을 받아야 하는 것이다. 최근 웰다잉(well-dying)이란 말이 유행어가 될 정도로 누구나 잘 죽기를 바라지만 과연 잘 죽는 건 어떤 죽음일까? 단순히 편안한 죽음, 사랑하는 이들이 지켜보는 가운데 큰 고통 없이 서서히 죽는 죽음일까?

저명한 기독교 영성가인 헨리 나우웬(Henri Nouwen)은 그의 책 '죽음, 가장 큰 선물'에서 다음과 같은 질문을 하고 있다. 1. 늘 바쁘다는 핑계로 죽음을 외면하고 있지는 않은가? 2. 우리는 죽음을 잘 맞이하도록 서로 도와주고 있는가? 3. 언제까지나 옆에 머물러 줄 것처럼 가장하고 있지는 않은가? 4. 우리의 죽음은 친구들에게 새로운 삶과 희망과 믿음을 가져다 줄 것인가? 5. 단지 슬픔의 원인을 하나 더 제공하는 데 그치는 것은 아닌가? 그는 죽음을 어떻게 준비해야 하는지 제시해 줄 뿐 아니라 죽은 뒤에야 비로소 그 온전한 모습을 드러낼 열매에 대하여 강조한다. 다시 말해 한 사람이 그의 죽음을 잘 맞이하는 일이 중요한 것처럼 죽어가는 이를 잘 돌보는 일 또한 서로서로가 깊이 연결된 존재요, 아름다운 동행임을 가르쳐 주고 있다.

특히 오늘날과 같은 혼돈의 시대에 어떻게 죽음을 준비해야 할까 하는 문제는 누구나 한번쯤 생각해 보아야 할 과제가 아닐까 싶다. 이러한 생각의 심오함 속에 우리들의 노년은 인생의 상실감에서 벗어난 풍요로움으로 진정한 해답을 얻을 수 있지 않을까 생각해 본다.

8. 맺는 말

돌이켜보니 삶과 죽음의 문턱에 서 있는 환자들과 함께한 세월이 어느덧 삼십 오년이 지나가고 있다. 인간의 생명이 시작되고 끝나는 모습을 지켜보며 의사로서의 내 인생의 여정에서 이제는 "죽음"이라는 단어가 꽤 익숙해질 때도 되었건만 지금도 막상 치료가 불가능한 환자들 앞에서 생명의 상실을 맛보아야 하는 그 나약함이 오히려 삶을 포기한 환자들보다 더 힘들 때가 있음을 부인할 수 없다.

젊은 시절 그저 치료해 주는 것만이 나의 책임을 다 하는 것이라 생각하였을 때가 있었다. 그 때에는 죽어가는 환자를 바라보며 내 능력의 한계와 부족함으로 한 사람의 생명을 잃을 수 있다는 엄청난 두려움이 나 자신을 위기에 가두었던 적이 있었다. 그러나 요즈음에는 제자들에게 환자는 치료해 준다는 개념보다는 가족과 같이 돌보는 개념으로 대할 것을 권면하고 있다. 이제는 내 자신의 죽음까지도 생각하며 살아야할 노년의 의사임을 인식하고 있기에 더욱 강조하게 되는 것인지 모르겠다. 세월이 흐르며 경륜 있는 의사의 자세는 죽음을 앞에 둔 환자들에게 그 죽음을 평화롭게 맞이할 수 있도록 돌보아 주는 일이 무엇보다 중요한 사명이며, 그와 함께 한 가족들에게 새로운 희망과 삶의 자세로 격려해 주는 일 또한 의사의 책임임을 깨닫게 된다.

진정한 생명의 존엄성을 인식하는 의사라면 삶의 모든 단계에서 환자에게 도움을 줄 수 있어야 할 것이다. 사람은 잘 사는 것도 중요하지만 잘 죽어야 함은 더 중요할 것이다. 그러한 의미에서 죽음의 상실을 눈앞에 둔 자들에게 죽음을 준비할 수 있도록 도와줄 수 있는 나의 의사로서의 소명이 남은 인생의 마지막 도전이요 진정한 삶의 해답이 될 수 있기를 소원해 본다.